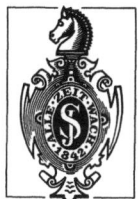

J. Schmidt-Voigt

Die ambulante Herzuntersuchung

Kardiologische Basisdiagnostik für die Praxis

Mit 49 Abbildungen

Springer-Verlag
Berlin Heidelberg New York 1982

Dr. Jörgen Schmidt-Voigt

Fuchstanzstraße 6, 6240 Königstein/Taunus

ISBN-13: 978-3-642-68701-3   e-ISBN: 978-3-642-68700-6
DOI: 10.1007/978-3-642-68700-6

CIP-Kurztitelaufnahme der Deutschen Bibliothek
Schmidt-Voigt, Jörgen:
Die ambulante Herzuntersuchung: kardiolog. Basisdiagnostik für d. Praxis / Jörgen
Schmidt-Voigt. – Berlin; Heidelberg; New York: Springer, 1982.
ISBN 3-540-11735-0 (Berlin, Heidelberg, New York)
ISBN 0-387-11735-0 (New York, Heidelberg, Berlin)

© Springer-Verlag Berlin Heidelberg 1982
   Softcover reprint of the hardcover 1st edition 1982

Satz u. Bindearbeiten: G. Appl, Wemding, Druck: aprinta, Wemding
2119/3140-543210

Vorwort

Die ambulante Herzuntersuchung unter außerklinischen Bedingungen ist von der Zielvorstellung geprägt, mit einem möglichst geringen Aufwand an personellen und technischen Hilfen ein möglichst großes Maß an Sicherheit und Umfang der diagnostischen Erkenntnisse bei dem Patienten zu gewinnen. Unter der zunehmend notwendigen Bescheidung im Rahmen der allgemeinen Rationalisierungstendenz unserer Zeit kommt daher einer Wiederbesinnung auf die kardiologische Basisdiagnostik für die tägliche Routinepraxis eine aktuelle Bedeutung zu.

Sie in einer ihrem Stellenwert bei der Untersuchung in der Sprechstunde entsprechenden Auswahl darzustellen, ist die Aufgabe der vorliegenden Übersicht, für deren vorbildliche Betreuung bei Herstellung und Herausgabe ich dem Springer-Verlag und insbesondere Herrn Dr. med. T. Graf-Baumann besonderen Dank schulde.

Möge diese propädeutische Anleitung dem Medizinstudenten eine brauchbare Hilfe beim Studium, dem praktizierenden Arzt aber eine nützliche Rekapitulation für die Erfüllung der täglichen kardiologischen Aufgaben sein.

Bad Soden, Februar   Jörgen Schmidt-Voigt

Inhaltsverzeichnis

1 Kardiologische Anamnese

1.1 Familienanamnese

Im Rahmen der Erhebung familiärer anamnestischer Daten ist besonders zu achten auf angeborene Herzfehler oder andere konnatale Anomalien, auf Infektionskrankheiten der Mutter während der Schwangerschaft, wie z. B. an Röteln. Ferner sind zu erfragen etwaige Erkrankungen an Herzinfarkt, Diabetes mellitus und andere Stoffwechselerkrankungen; Hypotonie sowie Hypertoniekrankheit und ihre Folgen wie Apoplexie oder hypertoniebedingte Nierenkrankheiten; weiterhin endokrine Erkrankungen wie Hyperthyreose u. ä.; Neigung zu Übergewichtigkeit.

1.2 Eigenanamnese

Kardiologisch bedeutsame Hinweise ergeben sich aus etwa durchgemachten akutem rheumatischem Fieber, Streptokokkenerkrankungen (gehäufte Anginen, Scharlach, Chorea minor), akute fieberhafte Viruserkrankungen, Infektionskrankheiten, insbesondere Diphtherie und Scharlach. Ferner Hypertonie, Herzinfarkt, Herzrhythmusstörungen, Embolien. Weiterhin Asthma bronchiale.

1.3 Sozialanamnese

Hier sind von Interesse besondere Berufsbelastungen, soziale Stellung im Betrieb und in der Gesellschaft sowie außerberufliche Tätigkeit und „Hobbies", finanzielle Situation, familiäre Verhältnisse (Ehepartner, Anzahl der Kinder, Lebensgefährte, Sexualleben), Gefühl der Überforderung (Streß), Freizeitgestaltung, Ernährung, Gewohnheiten und Abhängigkeiten v. a. von Nikotin, Alkohol und Drogen.

1.4 Beschwerdenanamnese

Unter den Beschwerden Herzkranker nimmt die *Dyspnoe* neben dem Herzschmerz eine zentrale Stellung ein. Nach ihrem Schweregrad kann die Schwere der Herzerkrankung insgesamt nach der Empfehlung der amerikanischen Herzgesellschaft wie folgt eingeteilt werden:

Stadium I: Dyspnoe nur bei schnellem Laufen;
Stadium II: Dyspnoe bei schnellem Gehen, Steigen o. ä. Belastungen;
Stadium III: Dyspnoe bei normalem Gehen mit erforderlichem Stehenbleiben
                 und Ruhepausen;
Stadium IV: Dyspnoe bereits in Ruhe.

Besonders wichtig ist das bereits anamnestische Erkennen *nächtlicher Atemnotan-
fälle* im Sinne eines *Asthma cardiale.* Sie werden bei einem um ⅓ des Ausgangswertes erhöhten Druck in den Pulmonalgefäßen bereits durch die Veränderung der
Körperlage ausgelöst.

Husten stellt ein Symptom dar, das beim Herzkranken meist als Zeichen einer Stau-
ungsbronchitis gewertet werden muß. Dies gilt besonders bei Auftreten im Liegen
oder bei Belastung. Geht der Husten mit hochgradiger Dyspnoe und womöglich
blutigem Sputum einher, so kann dies ein Warnsignal im Sinne eines drohenden
Lungenödems sein.

Für die *Schmerzanamnese* ist eine genaue Lokalisation und Analyse der Ausstrah-
lungsrichtungen sowie ihres Charakters und ihrer Abhängigkeit von Belastungen
notwendig. Ein echter Herzschmerz im Verlaufe eines Angina-pectoris-Anfalls wird
i. allg. in den Retrosternalraum, weniger häufig in die linke Thoraxseite als Quell-
punkt lokalisiert. Er hat einen beengenden, drückenden, brennenden oder stechen-
den Charakter. Bisweilen äußern die Patienten das Gefühl eines Reifens um die
Brust und empfinden die Einschnürung als Dyspnoe bzw. Atemnot. Diese Art der
Schmerzen hat Heberden zur Prägung des Begriffes „Angina" veranlaßt. Häufig
bleibt der Schmerz auf den Retrosternalraum beschränkt. Gelegentlich strahlt er als
Fernprojektion entlang den großen Gefäßen in die linke Schulter, den linken Arm
bis zu den Fingerspitzen, in den Hals, den Unterkiefer, die rechte Schulter, den
rechten Arm oder in die Interskapularregion sowie in den Oberbauch aus. Selten
beginnt der Schmerzanfall bereits im linken Arm und strahlt zum Herzen zurück.
Mit diesen Anfällen, die konstantes, nicht an- und abschwellendes Mißempfinden
hervorrufen, ist häufig ein Angstgefühl verbunden. Ein wesentliches Kennzeichen
des Angina-pectoris-Schmerzes ist es, daß er durch körperliche oder psychische Belastung ausgelöst wird. Nicht selten sind Angina-pectoris-Schmerzen durch Kälte,
Gehen gegen kalten Wind oder Wetterumsturz auslösbar. Vielfach treten Anfälle
auch nach dem Essen (postbrandial) als Angina pectoris auf oder während der
Nacht als Angina pectoris nocturna bzw. somnalis. Die Anfälle dauern meist nur
wenige Minuten, gehen zumindest kaum über 30 min hinaus. Durch Ruhe oder Ni-
trate wird in der Regel eine prompte Besserung erzielt. Gelegentlich findet sich das
sog. Second-wind-Phänomen, bei dem nach Überwindung der ersten Beschwerden
längere Belastungen anschließend beschwerdefrei toleriert werden. Hält das
Schmerzsyndrom länger als 30 min an und besteht somit ein Status anginosus, so ist
der dringende Verdacht auf einen frischen Herzinfarkt gegeben. Ihm geht meist
eine Crescendo-Angina pectoris voraus mit Zunahme der Schmerzintensität und
der Anfallshäufigkeit im Verlauf der letzten 1–2 Wochen.

Nach der unterschiedlichen Beschwerdesymptomatik in der Anamnese unterscheiden wir:

stabile Angina pectoris,
atypische Angina pectoris,

Angina pectoris somnalis,
Prinzmetal-Angina (Variant-Angina pectoris),
instabile Angina pectoris.

Die *Nykturie* kann ein Frühsymptom der Herzinsuffizienz darstellen.
Häufiger aber ist der wiederholte nächtliche Drang zum Wasserlassen Ausdruck einer Prostataerkrankung oder einer nervösen Polyurie bzw. Pollakisurie.
Schlafstörungen können bei Herzkranken außer durch Nykturie auch durch nächtliche Herzschmerzen, nächtliche Atemnot sowie Träume infolge rhythmogener Herzstörungen (Extrasystolen) auftreten.
Ödeme lassen in der Regel zunehmende Schweregrade ihrer Entwicklung erkennen: Fußrücken- und Knöchelödeme, besonders nach Belastung, Unterschenkelödeme, Aszites, Anasarka. Wichtig hierbei ist die Beachtung ihrer symmetrischen Ausbildung als mögliche kardiogene Ödeme. Ein einseitiges Beinödem stellt niemals die Folge einer Herzkrankheit dar, sondern ist Ausdruck einer lokalen venösen Abflußbehinderung (Phlebothrombose, postthrombotisches Syndrom). Im Gegensatz zu dieser Form gehen kardiogene Ödeme während der Nacht bzw. im Liegen nur unwesentlich zurück.
Bei der *Zyanose* der Lippen oder des Gesichtes ist der Zeitpunkt ihres Auftretens (z.B. bereits bei der Geburt vorhanden bei angeborenen Angiokardiopathien mit Rechtslinks-Shunt) oder die Verstärkung unter körperlicher Belastung von Bedeutung.
Ohnmacht, Bewußtlosigkeit, Schwindelanfälle, unabhängig von der Körperlage im Sinne kardiozerebraler Synkopen bilden einen wichtigen Hinweis auf mögliche rhythmogene Erkrankungen vom Typ brady- oder tachysystolischer Herzrhythmusstörungen mit anfallsweisem Auftreten.
Herzstolpern, Überschlagen des Herzens, Aussetzen des Herzschlages o.ä. sind ein bedeutsamer anamnestischer Hinweis auf meist extrasystolisch verursachte Herzrhythmusstörungen.
Lähmungserscheinungen können sich als Folge von Embolien in Extremitäten z.B. bei Mitralstenose oder infolge bakterieller Endokarditis einstellen.

2 Aspektdiagnostik

2.1 Allgemeine Gesichtspunkte

Schon beim Betreten des Sprechzimmers kann aus der Haltung des Patienten, im Gang, seiner Mimik sowie prägenden Veränderungen in seinem Gesicht ein Eindruck über die Persönlichkeit und die derzeitige Belastungsfähigkeit gewonnen werden. Er vermag nicht selten aufschlußreiche Hinweise auf ein primärdiagnostisches Konzept zu vermitteln. Hegglin (1963) hat betont, daß 80% der kardiologischen Diagnosen bei entsprechender Erfahrung und Aufmerksamkeit allein aus Anamnese und Aspektbeurteilung gestellt werden können.

2.2 Physiognomische Aspektdiagnostik

Die auch heute unverändert gewichtige Bedeutung der physiognomischen Aspektdiagnostik bei Herzkrankheiten ist an anderer Stelle ausführlich dargestellt worden (Schmidt-Voigt 1962, 1981a). Im folgenden sei dies daher nur beispielhaft beschränkt auf den Bereich der Patienten mit stenokardischen Beschwerden. Trotz der vielfältigen Fortschritte auf dem Gebiet der apparativ-technischen Medizin im Computerzeitalter stellt der Patient mit Herzschmerzen im weitesten Sinne den Arzt nicht nur in der außerklinischen Praxis auch heute noch keineswegs selten vor schwierige diagnostische wie differentialdiagnostische Probleme. Dies gilt insbesondere für die Unterscheidung einer „bloß" funktionellen Dyskardie von einer echten Stenokardie; und ebenso für die Abgrenzung einer noch stabilen Angina pectoris von einem bereits eingetretenen Herzinfarkt. Gerade in den für das weitere Schicksal des Betroffenen so außerordentlich entscheidenden ersten Minuten und Stunden entzieht sich der Herzinfarkt im Anfangsstadium bekanntlich bei etwa der Hälfte der Patienten auch heute noch dem sicheren objektiv-diagnostischen Nachweis, indem sowohl das EKG wie die Laboruntersuchungen noch ohne signifikante Veränderungen bleiben können. Andererseits fehlen bei den funktionell-dyskardischen Herzsensationen per definitionem eindeutige objektiv-diagnostische Kriterien. Für beide Bereiche tut sich für die praktische Kardiologie ein allgemein hinlänglich bekannter und unbefriedigender, ja gefährlicher „Hiatus diagnosticus" auf.

Für einen möglichst weitgehenden Abbau dieses diagnostischen Hiatus hat es sich aus der übereinstimmenden Erfahrung der Praxis als unerläßlich erwiesen, neben den technischen Verfahren für die Diagnostik und insbesondere für die Früherkennung der koronaren Herzkrankheit mit dem führenden Angina-pectoris-Syndrom

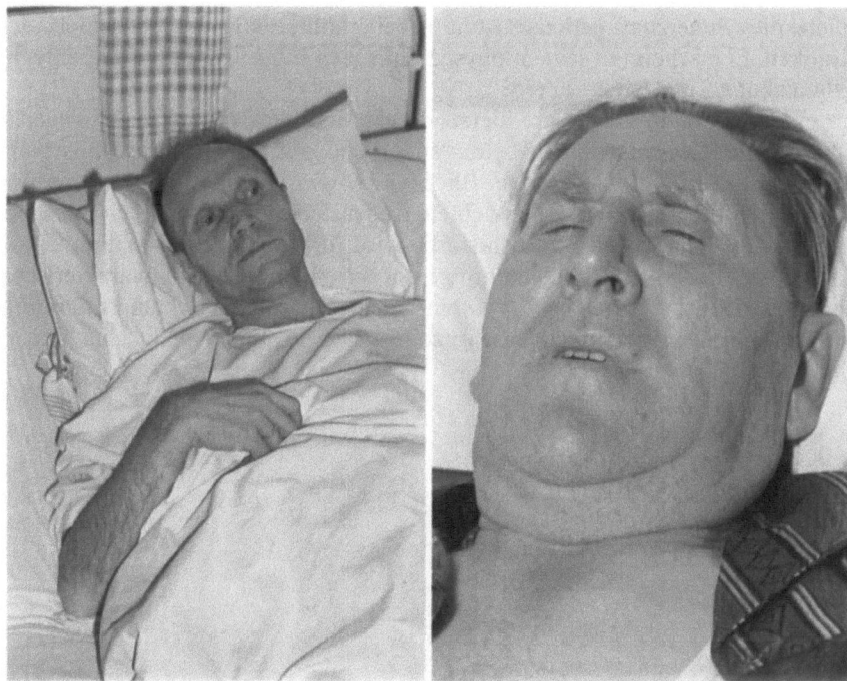

Abb 1. Aspektdiagnostik. **a** Koronargesicht. **b** Infarktgesicht

eine sorgfältige Erhebung der Anamnese anzustreben und dabei die mit auffallender Regelmäßigkeit zu beobachtenden Veränderungen im Gesicht wie in dem Gesamtaspekt dieser Patienten zu erfassen und sie als Leitbilder in die Diagnostik zu integrieren.

Geprägt durch die spezifische Eigenart und Intensität des subjektiven Schmerzerlebnisses läßt sich bei dem organischen Koronarpatienten vielfach bereits im äußeren Erscheinungsbild das „Koronargesicht" bzw. die „Infarktphysiognomie" von den beiden anderen Hauptgruppen einer extrakardialen Pseudostenokardie ebenso wie einer vegetativ-funktionellen Dyskardie unterscheiden (vgl. Abb. 1–3). Prägende Merkmale für die Gesichtsveränderungen bei Kranken mit einer echten *Angina pectoris* vom Typ des Koronargesichtes sind die an die Schocksymptomatik erinnernde allgemeine Blässe sowie der schmerzerfüllt-ängstliche Gesichtsausdruck im Sinne eines von innerer Dramatik gezeichneten „Tibor-Blickes" der Prager Medizinischen Schule (vgl. Abb. 1a, b). Er wird unterstützt durch die mehr oder weniger eindrucksvoll spitze Nase mit der Aufblähung der Nasenflügel sowie durch den traurig-matten, in sich gekehrten Augenausdruck des introvertierten Stenokardieblickes als sichtbare Folge einer geringen Einengung der Lidspalte bei etwas stärker herabhängenden Oberlidern. Im Verlauf eines noch stärkeren Schmerzanfalles kommt es häufig zu einem gänzlichen Schluß der Augenlider. Diese vitale Urangst hat primär eine Schutz- und Signalfunktion, indem sie die dringend notwendige motorische Immobilisierung und allgemeine Ruhigstellung erwirken soll. Weitere, das diagnostische Leitbild prägende Merkmale, bilden die weiten Pupillen, nicht zuletzt die schmerzhaft-gepreßte Atmung bei erhöhter Lage des matt-geschwächten Kranken. Er erscheint in seinem physignomischen Eindruck und allgemeinem Verhalten akut als um Jahre gealtert.

Im eindrucksvollen Gegensatz hierzu drückt sich bei der funktionell-vegetativen *Dyskardie* im Gesichtsbild eine betont äußerliche, oberflächlich-theatralisch anmutende Gestik aus (vgl. Abb. 2). Der Blick wirkt durch die meist nur halb geöffneten Lidspalten und die nach unten gerichtete Augenstellung geradezu sich selbst bemitleidend. Die häufig welke Gesichtsfarbe wird in ihrem kraftlos-matten Eindruck noch unterstrichen durch Schattenringe um die Augen mit dem charakteristischen halonierten Blick. Abweichend von einer echten kardialen Schmerzsituation sind die Augenbrauen meist nicht hochgezogen. Die Stirnhaut bleibt glatt und ohne Querfalten.

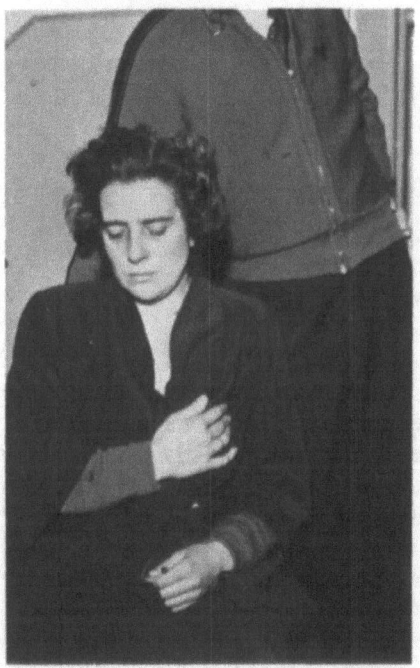 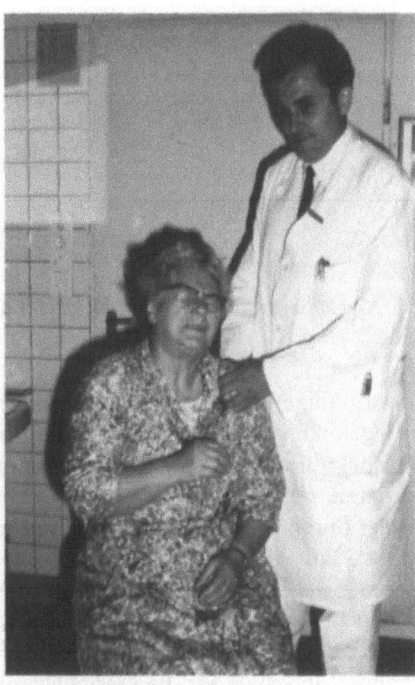

Abb. 2. Funktionelle Dyskardie

Abb. 3. Extrakardiale Pseudostenokardie (Thoraxmyalgie)

Bei der extrakardialen *Pseudostenokardie,* etwa im Rahmen eines vertebragenen Zervikalsyndroms mit Thoraxmyalgien, kommt es zu den als Leitbild visuell-diagnostisch erfaßbaren Gesichtsveränderungen verständlicherweise erst bei palpatorischer Schmerzauslösung in dem verspannten Muskelgebiet der Trapezius- und Pektoralismuskulatur (vgl. Abb. 3). Pseudostenokardien anderer Genese, wie etwa bei Patienten mit einem gastrokardialen Symptomenkomplex, haben vielfach geradezu spezifische prägende Gesichts- oder Zungenveränderungen. Es sei hier erinnert an die Veraguth-Oberlidfalte bei Hiatushernie.

Für die praktische Kardiologie in der Sprechstunde stellt sich die diagnostische
Aufgabe, diese eben aufgezeigten Möglichkeiten einer zusätzlichen Integrierung ihrer primärdiagnostischen Aussagefähigkeit in den Gesamtvorgang der Diagnose-
findung bei Patienten mit Herzbeschwerden einzuordnen. Damit soll nicht etwa
zum Verzicht auf objektiv-apparative und labormäßige Hilfen aufgerufen werden.
Sie wollen vielmehr als optisch-visuelle Speicherengramme im zerebralen Klein-
computer des Arztes in Ergänzung dieser wesentlich aufwendigeren Diagnostik
dazu beitragen, diese technischen Hilfen rationell einzusetzen; vielleicht auch
manchmal dazu anregen, diese überhaupt erst in Gang zu setzen gemäß der Empfehlung des Paracelsus von Hohenheim: „Lasset die Augen eure Professores sein".

2.3 Inspektion

Bei der *Inspektion des Kopfes* fällt an Patienten mit einer Gefäßsklerose häufig eine
mehr oder weniger deutlich ausgeprägte arteriosklerotische Induration der Gefäßwand im Bereich der *A. temporalis* auf. Sie kann seitenungleich ausgebildet sein.
Der geschlängelte Verlauf der Arterie ist dabei deutlich sichtbar. Ein Rückschluß
auf eine Sklerosierung in anderen Gefäßbezirken ist nur mit starken Vorbehalten
erlaubt, da sich hinsichtlich Sklerosierung die verschiedenen Gefäßprovinzen sehr
selbständig verhalten. Derbe, schmerzhafte Thrombosierungen des Gefäßes finden
wir bei der Arteriitis temporalis.
Bei der Inspektion der *Ellenbeuge* findet sich gelegentlich das Doll-Phänomen: die
geschlängelte und in ihrer Wand arteriosklerotisch-indurierte A. cubitalis zeigt neben einem geschlängelten Verlauf eine verstärkte Pulsation, die eindrucksvolle Aus-
maße annehmen kann („Gänsegurgelarterie").
Degenerative Veränderungen an den Zwischenwirbelscheiben mit reaktiver Spon-
dylose der *Halswirbel* sind das anatomisch-pathologische Substrat für die nicht seltene extrakardiale Pseudostenokardie (Pseudoangina pectoris). Hier werden Herzschmerzen vorgetäuscht durch extrakardiale Thorakalschmerzen, vorwiegend im
Bereich der Pektoralis- und Schultermuskulatur mit Ausstrahlung in den linken
Arm. Typisch für solche Zustände ist die Abhängigkeit der Beschwerden von der
Haltung des Kopfes, die bereits bei der Inspektion auffällt. Eine Bestätigung der
Annahme eines vertebragenen Zervikalsyndroms, das auch zu Zervikalmigräne
führen kann, ist mit Hilfe der Röntgenuntersuchung der Halswirbelsäule möglich.
Bei der Beurteilung des *Halses* führt die Inspektion der Schilddrüsengegend häufig
auf eine erste diagnostische Fährte im Sinne einer Halsstruma. Diese Inspektion gehört daher zu den wichtigsten Aufgaben der Untersuchung des Halses, die durch
die Palpation ergänzt wird. Die normale Schilddrüse ist bei nicht zu dickem Hals
unter dem Schildknorpel beim Schluckakt zu sehen und noch besser zu palpieren.
Vergrößerungen der Schilddrüse sind meistens nicht symmetrisch auf beiden Seiten
gleich stark ausgebildet. Es ist wichtig, bei der Feststellung einer Geschwulst am
Hals zu erkennen, ob es sich tatsächlich um eine Struma handelt, d.h. um eine Geschwulst, die zur Schilddrüse gehört. Typisch für Tumoren, die zur Schilddrüse gehören, ist die Beweglichkeit beim Schluckakt, bei dem sie ebenso wie der Schildknorpel, zunächst angehoben werden und dann wieder herabsinken. Bei sehr großen Strumen und bei tief in die Thoraxapertur reichenden Kröpfen sowie bei Ver-

wachsungen mit der Umgebung kann die Verschieblichkeit aufgehoben sein. Bei hyperthyreotischen Kröpfen fällt bereits bei der Inspektion häufig eine stärkere Vaskularisation auf. Sichtbare und fühlbare Pulsationen sind neben einem hörbaren kontinuierlichen Geräusch Anzeichen für die Stoffwechselsteigerung. Denn die stark vaskularisierten Strumen sind meistens auch hyperaktiv im Sinne einer Hyperthyreose. Zystische Strumen sind an der grobhöckerigen Oberfläche (Knotenkropf) bei der Inspektion zu erkennen. Plötzliche Vergrößerung mit deutlicher Zunahme des Halsumfanges deutet auf eine Blutung in größere Zysten hin. Der Inspektion sollte auf jeden Fall eine Messung des Halsumfanges mit dem Bandmaß folgen. Gerade bei der Behandlung mit Thyreostatika ist der Rückgang des Umfangmaßes des Halses eine verläßliche Kontrolle für die Beurteilung.

Bei der Inspektion fällt ein inspiratorischer *Stridor* auf, sofern die Luftröhre durch eine Struma eingeengt ist, namentlich wenn diese retrosternal liegt. Das pfeifende Geräusch kann man besonders deutlich bei forcierter Einatmung und bei Belastung des Patienten, z. B. auf dem Fahrradergometer oder durch Treppensteigen, wahrnehmen.

Die am Hals verlaufenden *Arterien und Venen* sind bereits bei der Inspektion für die Beurteilung des Herz-Kreislauf-Zustandes aufschlußreich. Die Karotiden sind die dem Herzen am nächsten gelegenen großen Arterien, die einer unmittelbaren Inspektion am besten zugänglich sind. Die Betrachtung der Venen des Halses gibt einen guten Aufschluß über die Höhe des Venendruckes. Am liegenden, herzgesunden Patienten sind die oberflächlichen Venen des Halses mehr oder weniger prall gefüllt. Richtet man den ruhig atmenden Patienten auf, so sinkt der Füllungszustand der Halsvenen mit zunehmendem Neigungswinkel des Oberkörpers ab und ist beim aufrechtsitzenden Patienten schließlich völlig verschwunden, d.h. die Venen sind dann „kollabiert". Ist der Venendruck bei einer Rechtsinsuffizienz des Herzens pathologisch erhöht, so bleibt dieser „Venenkollaps" bei aufrechtem Sitzen aus, d.h. die Halsvenen zeigen eine unverändert verstärkte Füllung. (Vgl. Abb.4)

Einen *positiven Venenpuls,* bei dem der Bewegungsablauf der Pulswellen in Beziehung zur Herzaktion gesetzt wird, findet sich bei der meist relativen Insuffizienz der Trikuspidalklappen. Hier fließt das Blut während der Systole aus dem rechten Ventrikel in die V. cava cranialis und V. jugularis zurück.

Bei der *Inspektion des Thorax* ist auf eine Verkrümmung der Wirbelsäule zu achten, die häufig Ursache für die Ausbildung eines Lungenemphysems und damit eines Cor pulmonale abgibt. Dies gilt auch für die Kombination in Form der Kyphoskoliose. Leichtere S-Skoliosen sind bei Jugendlichen häufig Folge eines durch asymmetrisches Beinlängenwachstum verursachten Beckenschiefstandes.

Weitere Mißgestaltungen der Thoraxwand sind die *Trichter- und die Schusterbrust.* Die Trichterbrust ist immer angeboren. Sie zeichnet sich durch starke Einziehung der unteren Sternumpartie aus. Kardiale Mißbildungen sollen dabei häufiger sein als bei Menschen mit normaler Brustwand. Als Schusterbrust bezeichnet man dagegen eine ganz ähnliche Mißbildung, die als Folge der Rachitis und des ständigen Drucks gegen das untere Brustbein z. B. bei der Schusterarbeit entsteht.

Große diagnostische Bedeutung kommt dem *Herzbuckel* (Voussure) zu. Es handelt sich um eine Vorwölbung der Thoraxwand links vom Sternum, die der Lage des Herzens entspricht. Man findet sie bei Mißbildungen des Herzens, die mit starker

Vergrößerung des rechten Ventrikels einhergehen, wie z. B. Fallot-Tetralogie, Vorhofseptumdefekt, Eisenmenger-Komplex.

Ebenfalls bei der Inspektion der vorderen Thoraxwand erfaßbar ist die *systolische Einziehung des Spitzenstoßes,* die zusammen mit dem Pulsus paradoxus die wichtigsten direkten Zeichen der Concretio pericardii (Panzerherz) sind. Ihre Ursache liegt in Verwachsungen der Blätter des Herzbeutels miteinander und mit der Umgebung, durch die es zu dieser systolischen Einziehung kommt.

Bei der Beachtung der *Atmung* lassen sich wichtige diagnostische Schlüsse ziehen. Bei der Atemnot im Sinne einer Dyspnoe unterscheiden wir eine inspiratorische und eine exspiratorische Atembehinderung. Für die *inspiratorische Dyspnoe* liegt die Ursache für die Atembehinderung in den oberen Abschnitten der Luftwege, z. B. durch Stenosierung der Trachea infolge einer Struma. Auch bei der kardialen Dyspnoe im Rahmen einer Linksinsuffizienz des Herzens ist ebenfalls vorwiegend die Inspiration erschwert. Sie entwickelt sich mit zunehmender Dekompensation von der Belastungsdyspnoe über die Ruhedyspnoe zur Orthopnoe. Die frühzeitige Erkennung der durch Herzinsuffizienz bedingten Dyspnoe ist abhängig von der sorgfältigen Inspektion. Daneben ist in der Anamnese von Bedeutung, ob Belastungen, die früher beschwerdefrei ertragen wurden, jetzt mit Atemnot einhergehen. Vor allem wird dies beim Treppensteigen und beim Bergaufgehen dem Patienten auffällig. Bei der Orthopnoe verträgt der Patient die horizontale Lage nicht. Er sitzt aufrecht im Bett, häufig auf die Arme aufgestützt, was bereits bei der Inspektion einen wichtigen diagnostischen Hinweis gibt. Bei vollentwickelter Orthopnoe sucht der Patient durch Erfassen der Bettkante seinen Schultergürtel zu fixieren. Dann kann er die von diesem zur Thoraxwand ziehenden Muskeln als Atemhilfsmuskeln benutzen. Auch die Zungenbeinmuskulatur und die M. Sternocleidomastoidei werden mit herangezogen. Sie springen daher bei jeder Inspiration vor. Es ergibt sich so bereits bei der Inspektion ein typisches Aspektbild, das die Qual der Patienten mit einer akuten Linksinsuffizienz des Herzens bis zum Lungenödem sehr gut veranschaulicht.

Einer *exspiratorischen Dyspnoe* liegt ein in der Peripherie gelegenes Atemhindernis zugrunde. Dies trifft u. a. zu für Zustände mit einer bronchospastischen Komponente wie das Asthma bronchiale bzw. die spastisch-asthmatoide Bronchitis. Es kommt durch den Spasmus zur Aufblähung der Lungenalveolen. Die Patienten müssen daher aktiv ihre Lunge „ausdrücken", während normalerweise die Exspiration vorwiegend durch elastische Kräfte geschieht. Wichtig bei der Inspektion ist die Feststellung, ob die Atmung seitengleich ist. Nicht selten entstehen Asymmetrien durch leichte Skoliosen, die bei der Betrachtung des Patienten von vorn verkannt werden können. Man sollte sich daher den Patienten immer auch von hinten ansehen und feststellen, ob die Reihe der Dornfortsätze in gerader Linie verläuft. Ganz leichte Asymmetrien kommen normalerweise vor. Sie erklären sich z. B. durch die meistens rechts stärker ausgebildete Muskulatur. Ein Nachschleppen der erkrankten Seite findet sich bei ausgedehnten Infiltrationen der Lunge, aber auch bei schmerzhaften Erkrankungen der Pleura, etwa als Begleitpleuritis bei einer Lungenembolie mit Lungeninfarkt. Auch bei Pleuraergüssen vom Typ eines kardiogenen Stauungstranssudates kommt es zur Verminderung der Atemexkursion auf der erkrankten Seite. Hier sind die Interkostalräume verstrichen. Dies gilt auch für den Pneumothorax.

Ödeme fallen meist bereits bei der Inspektion des Patienten auf. Kardiale Ödeme sind in der Regel symmetrisch auf beiden Seiten des Körpers angeordnet. Sie bevorzugen dabei im Unterschied zu den nephrotischen Ödemen die abhängigen Körperpartien, d. h. die Knöchel bei aufstehenden Kranken, die Kreuzbeingegend bei bettlägerigen Patienten. Bei ambulanten Kranken sucht man daher nach Schnürfurchen am oberen Rand der Schuhe oder der Gummibänder der Strümpfe. Die Haut ist glänzend und prall über dem ödematösen Gewebe; sie fühlt sich kühl an über kardialen, warm über entzündlichen Ödemen. Die blasse oder zyanotische Färbung unterscheidet das kardiale Ödem weiterhin von dem rötlichen, entzündlichen Ödem. Der Fingerdruck, der als „Delle" im Gewebe einige Zeit bestehen bleibt, ist für die Unterscheidung gegenüber myxödematösen Schwellungen bedeutsam. Hier fehlen sie. Auch die „Sulzbeine" der jungen Mädchen und Frauen, eine häufig auftretende Erscheinung, die sich besonders im Sommer stark ausprägt, ist so vom kardialen Ödem leicht abzugrenzen, da auch hierbei keine typischen Dellen nach Druck stehenbleiben. Am frühesten lassen sich Ödeme durch Fingerdruck an der unteren Schienbeinkante und den Knöcheln nachweisen.

Das Vorhandensein und die Verteilung einer *Zyanose* ist bereits bei der Inspektion für die Beurteilung von Herz-Kreislauf-Kranken wichtig. Die Blässe der Aortenfehler und die rot-bläulichen Bäckchen bei der Mitralstenose sind charakteristische Zeichen. Bei den angeborenen Vitien hat man die Zyanose des Gesichtes sogar zum Leitsymptom ihrer Einteilung gemacht in zyanotische und nichtzyanotische Formen. Zyanose ist ein leicht erkennbares und damit für die klinische Abgrenzung wichtiges Symptom. Bei angeborenen Angiokardiopathien entsteht die Zyanose durch eine Umgehung des Lungenkreislaufes, d. h. einen unmittelbaren Übertritt des venösen Blutes in den großen Kreislauf beim sog. Rechts-links-Shunt. Verbindungen dagegen, deren Stromrichtung von links nach rechts verläuft (Links-rechts-Shunt) haben keine Zyanose, denn hier wird das gesamte Blut in der Lunge mit O_2 gesättigt. Die hauptsächlichsten Mißbildungen mit Rechts-links-Shunt und dadurch bedingter Zyanose sind die Fallot-Tetralogie, Truncus und Pseudotruncus arteriosus communis, Transposition der großen Gefäße, Ebstein-Anomalie, die früher von diesem Zyanose-Symptom her als Morbus Coeruleus bezeichnet wurde.

Patienten mit einer kardiogenen Zyanose, bei denen etwa eine Kardiosklerose (koronare Herzkrankheit) und nicht eine angeborene Angiokardiopathie zugrunde liegt, zeigen diese Blaufärbung am deutlichsten an den Lippen. Unter Belastung nimmt die Zyanose u. U. beträchtlich zu. Bei Patienten mit einer pulmonal-respiratorischen Insuffizienz, z. B. infolge eines Lungenemphysems und einem daraus sich ausbildenden Cor pulmonale, finden wir eine diffus über das Gesicht verteilte Zyanose, die beim Bücken sich erheblich verstärkt als sog. Bückzyanose oder Preßzyanose.

Beim Vorliegen eines *Aszites* fällt bei der Inspektion neben der Vorwölbung des Bauches ein Verstrichensein des Nabels häufig mit Nabelhernie auf, das auf eine Flüssigkeitsansammlung in der freien Bauchhöhle hinweist. Der Aszites führt zu einer Vorwölbung des Bauches, die sich von der des Meteorismus deutlich unterscheidet. Da die frei bewegliche Flüssigkeit hohes spezifisches Gewicht hat infolge eines hohen Eiweißgehaltes, verteilt sie sich möglichst breit. Es kommt also zu einer flachen Form des Bauches mit starker Vorwölbung der Flanken. Der Nachweis der Flüssigkeit wird ergänzt durch die Prüfung der Fluktuationswelle.

Die *Ursache eines Aszites* bei Herzkranken liegt, ähnlich wie beim Pleuraerguß, in einer Stauung. Stauungsergüsse sind entweder Folgen einer Rechtsinsuffizienz, also Dekompensationszeichen, z. B. bei Mitralfehlern, oder es handelt sich um Einflußstauungen bei Perikardobliteration im Sinne eines Panzerherzens. Als weitere Ursache kommen aus dem nicht kardiologischen Kreis Stauungen im Pfortaderkreislauf bei Leberzirrhose oder Pfortaderthrombose in Frage. Auch Karzinome des Bauchfelles gehen mit Ergüssen einher, ebenso wie Ovarialtumoren. Allerdings können große Ovarialkystome mit Aszites verwechselt werden. Da auch sie Flüssigkeit enthalten, ist der Klopfschall über ihnen ebenfalls gedämpft. Die Flüssigkeit in ihnen ist aber nicht frei beweglich, daher fehlt die typische Flankendämpfung des Aszites. Schon bei der Betrachtung des Bauches fällt auf, daß bei Ovarialkystom die Mitte des Bauches stärker vorgewölbt ist als die Seiten. Auch fehlt die Verschieblichkeit der Dämpfung bei Lagewechsel.

Bei der Inspektion der *Beine* ist zu achten auf Varizen, die sich vielfach erst bei dem stehenden Patienten in ihrem ganzen Ausmaß darbieten. Weiterhin sind Zehen, Fersen und Fußsohlen auf etwaige Ulcera infolge einer peripheren arteriellen Verschlußkrankheit zu inspizieren.

3 Palpation

3.1 Thorax

Am Thorax ist der *Herzspitzenstoß,* seine Lage und seine Aktion von Interesse. Die Tätigkeit des normalen Herzens wird von der aufgelegten palpierenden Hand nur in der Gegend der Herzspitze wahrgenommen, insbesondere bei geringer Weichteilbedeckung der Thoraxwand. Man fühlt hier den u. U. auch sichtbaren Herzspitzenstoß als einen kurzen, mittelstarken Schlag in der Ausdehnung einer Fingerkuppe. Häufig ist der Spitzenstoß jedoch nicht zu tasten. Zur Feststellung des Spitzenstoßes wird die flache Hand auf die Herzgegend aufgelegt. Dann lenkt die Pulsation an irgendeiner Stelle der Hand schnell auf den Spitzenstoß, den man nunmehr mit den Fingerspitzen an umschriebener Stelle lokalisieren kann. Ist der Spitzenstoß zunächst nicht zu finden, so kann er womöglich durch Lagerung des Patienten auf die linke Seite oder Beugen des Oberkörpers nach vorn noch entdeckt werden. Da bei Linkslagerung das Herz entsprechend der Schwere nach links fällt, darf, falls der Spitzenstoß außerhalb der Medioklavikularlinie liegt, diese Lage nicht unbedingt als Herzverbreiterung gewertet werden. Den sichtbaren und palpabel verstärkten Herzspitzenstoß bei Hypertrophie des linken Ventrikels kann man durch Auflegen eines Holzspatels an den nun erkennbaren deutlichen pulsatorischen Exkursionen des einen Spatelendes eindrucksvoll verdeutlichen.

Bei Palpation eines *Schwirrens* ist festzustellen, ob es in der Systole oder Diastole wahrnehmbar ist bzw. wo sein Maximalpunkt liegt.

Epigastrische und linksparasternale Pulsationen sind als Ausdruck einer Rechtsherzhypertrophie zu werten.

Die palpatorische Untersuchung des Halses läßt bei vergrößerter Schilddrüse im Falle einer Hyperthyreose ein Schwirren fühlen.

3.2 Abdomen

Bei der Palpation des Abdomens im Rahmen der kardiologischen Diagnostik ist die Größen- und Konsistenzbestimmung der Leber bei etwaiger Lebervergrößerung von Bedeutung sowie der palpatorische Nachweis eines Aneurysma der Abdominalaorta und die Feststellung eines Aszites. Seltener ist die palpatorische Beurteilung der Milz in diesem Rahmen von Belang.

Zum Nachweis einer kardiogenen *Lebervergrößerung* im Rahmen einer Rechtsinsuffizienz des Herzens hat die Prüfung des *hepatojugularen Refluxes* als Leberpalpationstest bei Herzinsuffizienz beträchtliche Bedeutung. Sie erlaubt einen raschen,

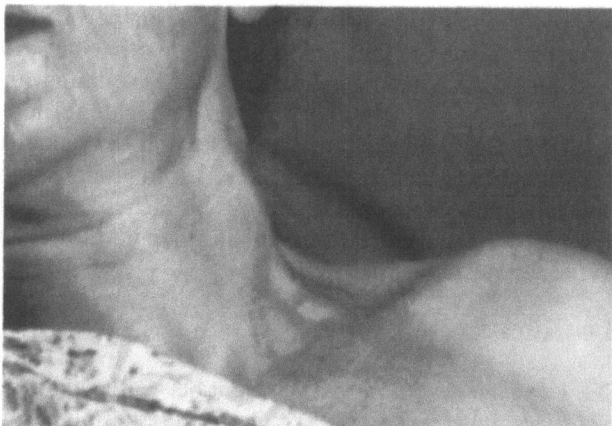

Abb. 4. Hepatojugulärer
Reflux: Anschwellen der
V. jugularis während Leber-
palpation

einfachen und sicheren Nachweis einer manifesten Rechtsinsuffizienz des Herzens
bei gleichzeitiger Abgrenzung der kardiogenen Leberschwellung von primär-
autochthonen oder sonstigen sekundären Formen einer Lebervergrößerung (vgl.
Abb. 4).

Im Verlauf einer vorwiegend bei Cor pulmonale primär isolierten oder nach vorangegangenem Linksherzversagen sekundär sich ausbildenden Rechtsherzinsuffizienz kommt es zu der Entwicklung einer stauungsbedingten Lebervergrößerung.
Ein Druck auf dieses volumenvermehrte Organ führt zu einer unter dieser Manipulation sogleich einsetzenden Verstärkung in der Füllung der Halsvenen durch Vergrößerung des intravasalen Rückstaublutvolumens vor dem rechten Herzen.

Für das technische Vorgehen wird beim liegenden Patienten die Leber mit beiden
Händen „ausgepreßt". Eine während des Auspreßvorganges als hepatojugularer
Reflux zu beobachtende Verstärkung in dem Füllungsgrad der gestauten Jugularvenen beweist, die durch Rechtsherzinsuffizienz verursachte Form einer Leberschwellung (vgl. Abb. 4). Bei Lebervolumenveränderungen anderer Ätiologie, insbesondere bei autochthoner Vergrößerung etwa im Verlauf einer Leberzirrhose, bleibt der
Reflux aus.

Ein *Aneurysma der Aorta abdominalis* ist bei der Palpation als herzsynchron pulsierender Tumor in dem mittleren Ober- und Mittelbauch zu tasten. Bei Kalzifizierung
kann eine derbe Konsistenz gefühlt werden. Zur weiteren Erhärtung der Diagnose
ist die Auskultation mit Nachweis eines systolischen Geräusches sowie die Sono-
graphie zur eindeutigen Klärung der Situation hilfreich.

3.3 Niere

Bei Patienten mit einer orthostatischen Kreislaufregulationsstörung finden sich
vielfältige weitere Symptome, die insgesamt in einer angeborenen „Bindegewebs-
schwäche" ihre Ursache haben. Hierzu gehört auch die abnorme Beweglichkeit einer oder beider, meist zunächst der rechten Niere in Abhängigkeit von der Körper-

haltung. Während die Niere sich im Liegen an normaler Stelle befindet, zeigt sie bei aufrechter Körperhaltung sofort nach Einnahme dieses Lagewechsels eine deutliche Tendenz zum Absinken, im Sinne der Ausbildung einer Nephroptose. Die Diagnose ist zunächst durch die Palpation der rechten Abdominalseite mit der rechten Hand, bei Gegendruck vom Rücken her mit der linken Hand, am aufrechtstehenden Patienten zu stellen. Sie kann weiterhin erhärtet werden durch Ultraschalluntersuchung der Niere im Liegen und im Stehen oder durch intravenöse Pyelographie mit Darstellung der Nierenlokalisation im Liegen und im Stehen.

3.4 Rücken

Die *Palpation der Rückenpartien* dient bei Verdacht auf Aortenisthmusstenose dem Nachweis pulsierender und erweiterter Interkostalarterien. Bei vertebragenem Zervikalsyndrom mit Schulter- und Pektoralismyalgien ist die palpatorische Untersuchung der Thoraxmuskulatur zum Nachweis einer extrakardialen Pseudostenokardie von entscheidender diagnostischer Bedeutung. Bei Vorstehen der linken Thoraxseite in der Präkordialgegend ergänzt die palpatorische Untersuchung mit Nachweis einer knöchernen Konsistenz die inspektorische Untersuchung als Hinweis auf einen sog. Herzbuckel (Voussure) bei angeborenen Angiokardiopathien mit Rechtsherzhypertrophie wie z. B. Fallot-Tetralogie.

3.5 Beine

Bei der Palpation der *Beine* werden Ödeme nachgewiesen. Sie sind bei kardialer Genese stets seitengleich und am frühesten in der Knöchelregion ausgebildet. Ihre Feststellung hat einen gleichmäßig starken Daumendruck in Richtung Tibia zur Voraussetzung.

3.6 Puls

Die Pulspalpation wird an den oberen und unteren Extremitäten vorgenommen. Dabei ist zu achten auf die Frequenz, die Amplitude und die Füllungsgeschwindigkeit im Seitenvergleich.

Von klinischer Bedeutung sind an den *oberen Extremitäten* bei der Palpation des Radialpulses die folgenden *Pulsqualitäten:*

Pulsus parvus et tardus: Zeichen eines kleinen Schlagvolumens, z.B. bei manifester Linksinsuffizienz, Mitralstenose, Aortenstenose, Perikarditis exsudativa.

Pulsus celer et altus: Zeichen eines großen Schlagvolumens als Wasserhammerpuls, z.B. bei Aorteninsuffizienz, Ductus Botalli, Thyreotoxikose und anderen hyperzirkulatorischen Zuständen wie beim hyperkinetischen Herzsyndrom nach Gorlin.

Pulsus alternans: Alternierend großer und kleiner Puls als Zeichen unterschiedlicher Schlagvolumina bei Linksherzinsuffizienz.

Pulsus paradoxus: Am Ende des Inspiriums Amplitudenabnahme, dagegen während des Exspiriums relative Zunahme (z.B. bei Perikarditis constrictiva).

Pulsus bigeminus: Regelmäßige Koppelung einer normalen Systole mit normalem Radialpuls mit einer Extrasystole und dabei abgeschwächtem oder fehlendem Radialpuls (als Extrasystolenbigeminie, z. B. bei Digitalisintoxikation, Myokarditis, Herzinsuffizienz u. a.).

Pulsdifferenz: Qualitätsunterschiede zwischen der linken und rechten Radialarterie (bei Takayasu-Syndrom, Aortenbogensyndrom u. a.).

Pulsus irregularis: Z. B. absolute Kammerarrhythmie infolge Vorhofflimmerns bei Mitralstenose, Hypertonie, koronarer Herzkrankheit, Thyreotoxikose, Kardiomyopathie mit dauernd wechselndem Füllungszustand und permanenter Irregularität.

Pulsdefizit: Geringere Schlagzahl des peripheren Pulses im Vergleich zu der zentralen Herzfrequenz in der Zeiteinheit von 1 min, z. B. bei absoluter Flimmerarrhythmie vom tachykarden Typ mit frustranen Kontraktionen. Hier findet zwar eine Herzkontraktion statt, es wird jedoch kein ausreichendes Schlagvolumen in die Peripherie gefördert.

Die Pulspalpation an den *unteren Extremitäten* erfaßt die A. femoralis, A. poplitea, A. dorsalis pedis und A. tibialis posterior.

Bei der A. femoralis, die in der Leistenbeuge getastet wird, ist besonders auf Seitendifferenzen und auf die Qualität der Pulswelle zu achten. So findet sich der Wasserhammerpuls bei der Aortenklappeninsuffizienz beiderseits in der Leistenbeuge ebenso wie an der A. dorsalis pedis. Liegen dagegen Seitendifferenzen vor, so sind arterielle Verschlußkrankheiten im Bereich der A. iliaca bei deren Nachweis in der Leistenbeuge anzunehmen. Entsprechendes gilt für die übrigen peripheren Palpationsstellen.

Die gleichzeitige Palpation der A. radialis und A. femoralis erlaubt differentialdiagnostische Schlüsse auf Aortenisthmusstenose und andere stenosierende oder obliterierende Prozesse der Aorta und der A. iliaca, wenn die A. radialis stärker als die A. femoralis tastbar ist.

4 Perkussion

4.1 Herz

Die perkutorische Untersuchung des Herzens ist heute durch die wesentlich exakteren Aussagemöglichkeiten der Röntgenuntersuchung des Herzens stark in den Hintergrund gedrängt worden. Hinzu kommt eine nicht unbeträchtliche Fehlerbreite durch zu geringe Erfahrung, durch ungleiche Thoraxbeschaffenheit oder fehlende Vergleichsperkussion. Die Unterscheidung von absoluter und relativer Herzdämpfung ist für die praktische Kardiologie von geringer Bedeutung, allenfalls bei Gutachten einer Lebensversicherung oder zum Nachweis eines Perikardergusses als erstem diagnostischen Hinweis. Bei Beherrschung der Methode ist dennoch nicht mehr als eine nur orientierende Beurteilung von Herzform und Herzgröße zu erwarten.

Dennoch soll der didaktischen Vollständigkeit wegen die Technik der Perkussion des Herzens wenigstens in groben Zügen dargestellt werden.

Bei der Perkussion des Herzens sind zwei verschiedene Herzgrenzen zu unterscheiden.

1) *Absolute Herzdämpfung:* Grenze der von der Lunge unbedeckten Teile des Herzens.

2) *Relative Herzdämpfung:* Der gesamte Anteil des Herzens im Bereich der Thoraxwand, d.h. die absolute Herzdämpfung zusammen mit dem von der Lunge überlagerten Teil des Herzens.

Zur Bestimmung der absoluten Herzdämpfung muß möglichst leise perkutiert werden, damit die an das unbedeckte Herz angrenzenden Lungenränder nicht miterschüttert werden und die absolute Dämpfung verwischen. Dagegen ist die relative Herzdämpfung stärker, d.h. mit mittelstarker Perkussion zu ermitteln. Hier soll durch die überlagernde Lunge hindurch das Herz erreicht werden. Die Stelle, an der der reine Lungenschall den 1. Grad von relativer Dämpfung zeigt, entspricht dem Rand der relativen, d.h. wahren Herzdämpfung.

Zum methodischen Vorgehen der Perkussion der Herzfigur ist Folgendes zu beachten:

Zur Feststellung der *relativen Herzdämpfung* fixiert man zunächst die rechte untere Lungen-Leber-Grenze. Damit ist der Stand des Zwerchfells und somit auch die untere Herzgrenze bestimmt, da das Herz auf dem Zwerchfell ruht. Dies setzt allerdings voraus, daß keine Verhältnisse vorliegen, durch die ein wesentlicher Unterschied im Stand des Zwerchfells rechts und links bedingt wird. Außerdem ist die untere Herzgrenze noch durch den Spitzenstoß festgelegt. Darauf wird die obere

Herzgrenze bestimmt, indem man von der linken Klavikel abwärts parallel zu den Interkostalräumen perkutiert. Zur Bestimmung des rechten Herzrandes klopft man parallel der Längsachse des Körpers von der rechten Mamillarlinie her zum Sternum hin und zwar nacheinander in verschiedenen Höhen zwischen und auf den Rippen. Zuletzt bestimmt man die linke Herzgrenze, indem man von der linken Axillargegend parallel zu der zu erwartenden Grenze, also in einer nach außen konvexen Linie, nach medial vorgeht. Zur Vervollständigung der Figur verbindet man die einzelnen perkutorisch erhaltenen Punkte mittels eines Fettstiftes (Dermatographie).

Für das normale Herz ergeben sich dabei folgende *Grenzen* der relativen Herzdämpfung. Unten: unterer Rand der 6. Rippe; oben: oberer Rand der 3. Rippe; rechts: rechter Sternalrand oder höchstens bis ½ cm außerhalb desselben; links: bis zur äußeren Grenze des Spitzenstoßes, also etwa 1 cm innerhalb der Medioklavikularlinie. Es empfiehlt sich auch, die Breite des Herzens in absoluten Maßen auszudrücken. Dazu stellt man die Punkte des weitesten Abstandes der rechten und linken Herzgrenze von der Medianlinie in cm fest. Normalerweise beträgt je nach Größe, Alter und Geschlecht des Patienten der Medianabstand rechts (M. r.) 3–4,5 cm und der Medianabstand links (M. l.) 8–11 cm.

Die Feststellung der *absoluten Herzdämpfung* erfolgt in der gleichen Weise, jedoch mit ganz leisen Schlägen. Im Bereich des lungenfreien Herzabschnittes erhält man leisen Schenkelschall, wenn man von rechts nach links außen und von oben her konzentrisch nach innen klopft. Die Bestimmung der unteren Grenze fällt fort, weil sich der absolute Herzschall von der angrenzenden Leber nicht trennen läßt. Normalerweise sind die Grenzen der absoluten Herzdämpfung: rechts linker Sternalrand, oben unterer Sternalrand der 4. Rippe, links Herzspitzenstoß.

Beim normalen Thorax sind die angegebenen Herzgrenzen durch die Perkussion unschwer zu ermitteln. Der Zuverlässigkeit der Herzperkussion sind jedoch erhebliche Grenzen gesetzt, sobald die Thoraxform erheblich von der Norm abweicht, wie z. B. bei einer Kyphoskoliose.

Zusammenfassend ist festzustellen, daß die Bestimmung der relativen Herzgrenze mit der Feststellung der tatsächlichen Herzgröße wichtigere Aufschlüsse gibt als die Perkussionsbestimmung der absoluten Herzdämpfung.

4.2 Lunge

Die perkutorische Untersuchung der Lunge im Rahmen der kardiologischen Diagnostik ist von Bedeutung zum Nachweis u.a. eines kardiogenen Pleuraergusses. Hierbei empfiehlt sich die Perkussion im Dorsalbereich von kaudal nach kranial, wobei der Übergang in den Schenkelschall zum sonoren Klopfschall im Seitenvergleich mit einem Farbstift (Dermatograph) angezeichnet wird. Bei einem kardiogenen Pleuraerguß kommt es auf der betroffenen, meist rechten Seite zu einem wesentlich höheren Stand des Übergangs von Schenkelschall in sonoren Klopfschall als auf der nicht betroffenen Seite. Befindet sich in beiden Pleuraräumen ein Stauungserguß, so ist die Lungengrenze bds. höherstehend. Die dabei notwendige Bestimmung der Lungengrenzen geschieht durch leise Perkussion. Im allgemeinen genügt die Feststellung der folgenden Linien: hinten bds. in der Skapularlinie, bds. in der mittleren Axillarlinie und vorn rechts in der Mamillarlinie. Die linke vordere untere Lungengrenze ist nicht feststellbar, weil hier neben dem Sternum das Herz zwischengelagert ist und seitlich der Lungenschall allmählich in den tympanitischen Schall des Magens übergeht, von dem er sich nicht hinreichend scharf absetzen läßt. Man überträgt deshalb einfach die rechte untere Lungengrenze auf die linke Seite, da normalerweise beide Grenzen vorn gleich hochstehen. Gleichzeitig mit der Grenzbestimmung, die in leichter Exspiration vorzunehmen ist, prüft man die Verschieblichkeit der Grenzen, indem man bei tiefer Inspiration nochmals die Grenze feststellt. Stand und Grad der Verschieblichkeit geben wichtige Anhaltspunkte für das Verhalten der Lunge, z. B. bei Lungenemphysem, sowie der Pleura und des Zwerchfells.

4.3 Leber

Die perkutorische Bestimmung der unteren Lebergrenze dient in Ergänzung der übrigen palpatorischen Untersuchung zur Beurteilung des Vorliegens einer etwaigen kardiogenen Lebervergrößerung. Man perkutiert von kaudal nach kranial in der Medioklavikularlinie zunächst bei tiefer Exspiration, später bei tiefer Inspiration. Den Übergang des tympanitischen Schalls im Abdomen zu dem Schenkelschall der Leber zeichnet die untere Lebergrenze an. Die Perkussion ist dann besonders bedeutsam, wenn etwa infolge reichlicher Weichteilentwicklung am Abdomen die palpatorische Untersuchung der Leber auf Schwierigkeiten stößt.

In solchen Fällen gibt auch die *auskultatorische* Bestimmung der Lebergrenze eine zusätzliche Hilfe. Man setzt das Stethoskop auf den rechten unteren Rippenbogen in der Medioklavikularlinie auf. Sodann streicht man mit dem Nagel eines Zeigefingers von kranial nach kaudal in der Medioklavikularlinie, im mittleren Abdomen beginnend, bis zum rechten Rippenbogen. Die untere Lebergrenze ist dort zu markieren, wo das schabende Geräusch des Fingernagels zuerst im Stethoskop hörbar wird.

4.4 Abdomen

Im Rahmen der kardiologischen Diagnostik ist die perkutorische Untersuchung des Abdomens unentbehrlich zum Nachweis eines etwaigen Aszites. Er wird wahrscheinlich gemacht durch Feststellung einer massiven Dämpfung im gesamten Abdomen sowie durch Nachweis einer über das Abdomen hin laufenden Wellenbewegung bei Anstoß des Abdomens. Hierzu legt man eine Hand an die eine Seite des Bauches und klopft mit der anderen oder dem Perkussionshammer kurz an die gegenüberliegende Seite. Die Flüssigkeit schwappt dann unmittelbar danach gegen die palpierende Hand. Nur das harte kurze Anschlagen ist beweisend für einen Erguß, da sich auch im Fett eine Erschütterungswelle ausbreiten kann. Sie braucht hierzu allerdings längere Zeit und ist auch länger und weicher. Sicherer gelingt der Flüssigkeitsnachweis durch Perkussion. Auf der Flüssigkeit schwimmen die gasgefüllten Darmschlingen, über denen wir tympanitischen Klopfschall hören, während der Klopfschall an den flüssigkeitsgefüllten Stellen gedämpft ist. Deshalb kann man in den Fällen, bei denen der Bauch genügend gefüllt ist, eine kreisrunde Dämpfungsbegrenzung feststellen. Bei Lagerung des Patienten auf die Seite verschiebt sich diese Figur entsprechend der Schwere. Kleine Ergüsse im Bauchraum weist man am besten mittels der Perkussion in Knie-Ellenbogenlage des Patienten nach. Man perkutiert dann am tiefsten Punkt des herabhängenden Bauches eine Dämpfung, während dort normalerweise Tympanie besteht.

5 Herzauskultation

5.1 Grundregeln für die Herzauskultation

Trotz des zunehmenden Vordringens hochdifferenzierter Laboratoriumsmethoden in die kardiologische Diagnostik hat das nun schon seit über 150 Jahren geübte und scheinbar so geläufige und einfache Verfahren der Herzauskultation seit Laennec an Bedeutung bisher nicht verloren. Im Gegenteil: im letzten Jahrzehnt hat die Kunst des Herzabhörens eine beträchtliche Bedeutungszunahme erfahren. Wir können geradezu von einer Renaissance der Herzauskultation sprechen.

Die tägliche Erfahrung lehrt nun aber, daß die Beherrschung und die Nutzung der in der Herzauskultation gelegenen weitreichenden diagnostischen Möglichkeiten in ihrer Vielfalt gerade für die Herzuntersuchung in der Sprechstunde noch keineswegs ärztliches Allgemeingut geworden ist. Dies muß um so mehr erstaunen, als die Kunst des Herzabhörens nicht nur zu den verbreitetsten und am häufigsten angewandten diagnostischen Methoden in nahezu allen Fachdisziplinen der Medizin überhaupt gehört, sondern weil sie auch ohne größeren technischen Aufwand für jeden erlernbar und beherrschbar ist.

Die Analyse der häufigsten Fehler bei der Herzauskultation zeigt, daß es immer wieder dieselben Grundfehler sind, die zu falschen diagnostischen Ergebnissen und Beurteilungen führen. Die Auswertung dieser grundlegenden und regelmäßig wiederkehrenden Irrtümer läßt sich in ihrem Gesamtergebnis zusammenfassen zu den goldenen Regeln der Herzauskultation. Dabei verstehen wir unter Herzauskultation eine über den approximativen Höreindruck „systolisch-diastolisch" hinausführende und zu unmittelbar analytisch-klinischen Feststellungen führende akustische Herzdiagnostik mit dem Ohr. Sie soll sich also nicht nur darauf beschränken, die Tatsache des Vorliegens eines Herzklappenfehlers festzustellen und Lokalisation und Art des jeweiligen Klappen- bzw. Ventrikeldefektes zu bestimmen. Vielmehr vermag sie darüber hinaus in den meisten Fällen auch eine zutreffende Aussage zu machen über den Schweregrad, das Funktionsstadium, nicht selten sogar über die Operabilität und die Operationsaussichten.

Legen wir die oben angedeuteten goldenen Regeln für die Technik der Herzauskultation zugrunde, so stellen sich bei jeder Herzuntersuchung mit dem Stethoskop (sprachlich korrekter nach W. Fremder allerdings als Stethophon zu bezeichnen) die folgenden 4 Fragen:

1. Wann höre ich etwas am Herzen?
2. Was höre ich am Herzen?
3. Wie höre ich den Auskultationsbefund?
4. Wo höre ich den Auskultationsbefund?

Hierzu mögen gleichsam als Leitlinie für die Herzauskultation die folgenden Erläuterungen dienen, zu deren akustischer Illustration auf die Schallplatte (Schmidt-Voigt 1981b), hingewiesen sei.

A. Wann höre ich etwas am Herzen?

Die Bestimmung von *Lage und Dauer eines akustischen Befundes,* seine zeitliche Einordnung und Ortung in dem Ablauf des Herzzyklus berücksichtigt neben der groben Unterscheidung von systolisch und diastolisch die zeitliche Unterteilung der nur einen Teil der Systole einnehmenden sog. merosystolischen Geräusche in protosystolisch, mesosystolisch und tele- oder spätsystolisch. Bei den diastolischen Geräuschen unterteilt in protodiastolisch, mesodiastolisch und spätdiastolisch bzw. präsystolisch (vgl. Abb.5). Als pansystolisch wird ein Geräusch bezeichnet, das bereits vor Ende des I. Herztons beginnt und erst nach Einfall des II. Herztons endet. Holosystolisch ist dagegen ein Geräusch, das mit dem Abschluß des I. Herztons einsetzt und bereits vor Beginn des II. Tons ausklingt.

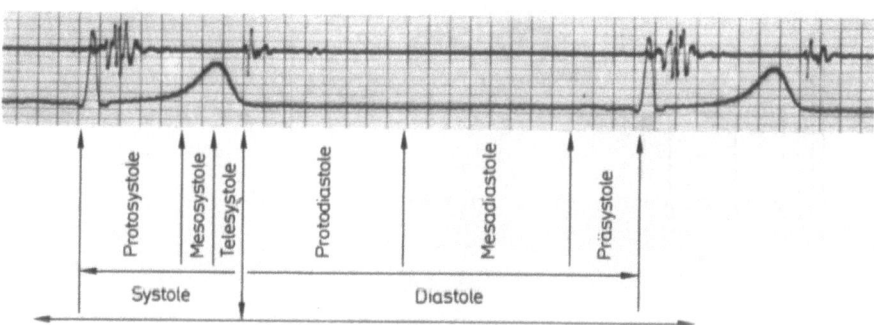

Abb.5. Zeitliche Aufteilung der Herzaktionsphase

Von außerordentlich großer diagnostischer Bedeutung ist der *zeitliche Anschluß* eines akustischen Phänomens an den vorausgehenden Herzton. So kann ein Geräusch sich unmittelbar, ohne jede Pause, an den vorangehenden Herzton als Sofortgeräusch anschließen. Es vermag aber auch ein kurzer zeitlicher Zwischenraum zwischen dem Einfall der Herzgeräusches und dem vorangehenden Herzton eingeschaltet sein. In diesem Fall handelt es sich um ein Intervallgeräusch.

Das *Alter des Patienten,* in dem erstmals in seinem Leben ein krankhafter Herzbefund, etwa ein Herzgeräusch, festgestellt worden ist, ist von ausschlaggebender Bedeutung für die Entscheidung, ob es sich um einen erworbenen oder einen angeborenen Herzfehler, schließlich ob es sich um einen z.B. durch rheumatische Erkrankung erworbenen oder durch Atherosklerose bedingten Klappenfehler handelt.

B. Was höre ich am Herzen?

Hier sind die folgenden 4 Grundformen pathologischer akustischer Enäußerungen am Herzen zu unterscheiden:

a) Extratöne

Sie stellen kurze, tonartige Impulse dar, die neben dem normalen I. und II. Herzton als überzähliger Herzton imponieren. Die häufigsten *systolischen Extratöne* sind (vgl. Abb. 6a, b):
Spaltung des I. Herztons,
Doppelung bzw. breite Spaltung, des I. Herztons
Aorten- bzw. Pulmonaldehnungston,
systolischer Klick.
Die häufigsten *diastolischen Extratöne:*
Spaltung des II. Herztons,
Doppelung bzw. breite Spaltung des II. Herztons,
Mitralöffnungston,
Perikardton,
III. Herzton,
IV. Herzton (Vorhofton),
präsystolischer Vorton.

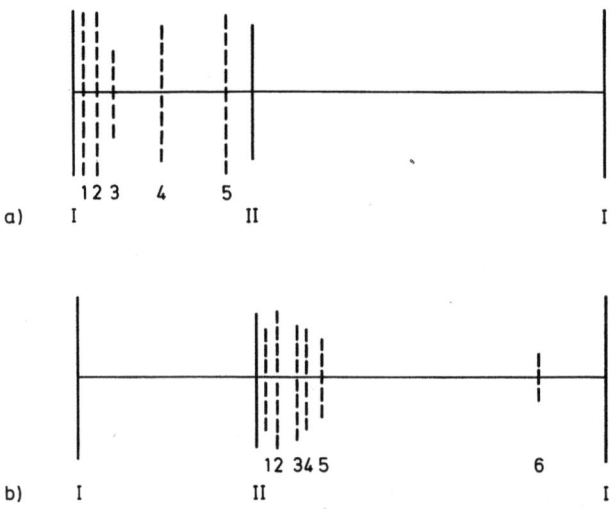

Abb. 6a, b. Schematische Darstellung der Extratöne. **a** Systolische Extratöne: *1* Enge Spaltung des I. Herztons. *2* Breite Spaltung (Doppelung) des I. Herztons. *3* Aorten- (Pulmonal-)Dehnungston. *4* Mesosystolischer Klick. *5* Spätsystolischer Klick. **b** Diastolische Extratöne: *1* Enge Spaltung des II. Herztons. *2* Breite Spaltung (Doppelung) des II. Herztons. *3* Mitralöffnungston. *4* III. Herzton (ventrikulärer Füllungston). *5* Perikardton. *6* IV. Herzton (Vorhofton)

b) Lautstärkeänderungen von Herztönen

Die Intensität eines Schallphänomens stellt sich objektiv in dem Maß der Amplitudenhöhe registrierter Schwingungen dar. Die Lautstärke dagegen umfaßt den subjektiven Eindruck, im wesentlichen bestimmt durch die als Klangcharakter imponierende Funktion der Amplitude und der Frequenz. Als eindrucksmäßige Besonderheiten in dem Lautstärkeverhalten lassen sich unterscheiden eine Betonung des

I. oder II. Herztons, eine Akzentuation des II. Aorten- oder Pulmonaltons, ein musikalisches Klingen des II. Aortentons oder des I. Herztons.

Neben diesen Formen einer Verstärkung von Herztönen gibt es die Abschwächung des I. und II. Herztons oder auch beider Herztöne zugleich.

c) Herzgeräusche

Sie stellen einen häufigen und für die Diagnose eines Herzklappenfehlers besonders bedeutsamen akustischen Befund dar. Unter den Herzgeräuschen unterscheiden wir organisch-klappenbedingte von akzidentell-funktionellen Herzgeräuschen und schließlich über dem Herzen hörbare, jedoch extrakardial verursachte Geräusche, wie etwa das sog. kardiopulmonale Geräusch oder das Zweiphasengeräusch bei offenem Ductus arteriosus Botalli.

d) Herzrhythmusstörungen

Hier sind es Tachykardien oder Bradykardien, Extrasystolen, Flimmer- und Flatterarrhythmien, respiratorische Arrhythmie sowie die verschiedenen Arten einer AV-Leitungsstörung, die bereits bei der Auskultation auffallen.

C. Wie höre ich den Auskultationsbefund?

a) Dem *Klangcharakter* nach lassen sich unterscheiden weiche, d.h. hochfrequente und leise von rauhen, d.h. niederfrequenten und lauten Geräuschen. Dieser subjektive Gesamteindruck der Klangfarbe wird bestimmt durch die Lautstärke und durch die Frequenz der Grundschwingungen mit ihrer stärkeren oder geringeren Unregelmäßigkeit sowie der Überlagerung oder dem Fehlen von Obertönen und harmonischen Schwingungen.

Weiche Geräusche können ihrer Klangfarbe nach gießend sein wie bei Aorteninsuffizienz, hallend wie bei Ductus Botalli, schabend wie bei Aortenstenose, blasend wie bei Mitralinsuffizienz oder auch hauchend wie das akzidentelle systolische Geräusch. Musikalischen Klangcharakter erhält ein Geräusch durch die Beimischung periodischer Sinusschwingungen. Je nach der Höhe und dem Anteil dieser frequenzgleichen Schwingungen hört sich ein Geräusch als musikalisch (Möwenschrei der Aorteninsuffizienz), als keuchend, stöhnend oder kratzend (perikardiales Reibegeräusch bei Perikarditis) an.

b) Nach dem *Intensitätsverhalten* sind gegeneinander abzugrenzen das Decrescendogeräusch mit abfallender Amplitude, das isodyname Bandgeräusch mit gleichbleibender Intensität, das Crescendogeräusch mit ansteigender Stärke und schließlich das Austreibungsgeräusch mit raschem und kontinuierlichem Crescendo-Decrescendo (vgl. Abb. 7a, b).

Für die Beurteilung der *Lautstärke* eines auskultatorischen Geräuschbefundes lassen sich nach Zuckermann 6 *Gradeinteilungen* aufstellen. Eine empfehlenswerte Modifikation dieser Einteilung, die sich für die Verständigung in der Praxis besonders gut eignet, besteht darin, daß die linke Hand des Untersuchers mit der Mitte des Handtellers dem Punctum maximum des Geräusches aufgelegt und die Lautstärke gemäß der Fortleitung durch die Hand sowie entlang dem Radius bestimmt wird (vgl. Abb. 8). Bei diesem Vorgehen ist unter Grad 1 ein Schwellengeräusch von pianissimo zu verstehen. Grad 2 durchdringt nicht die Handdicke. Grad 3 wird durch die Handdicke fortgeleitet und ist im Zentrum des Handrückens hörbar

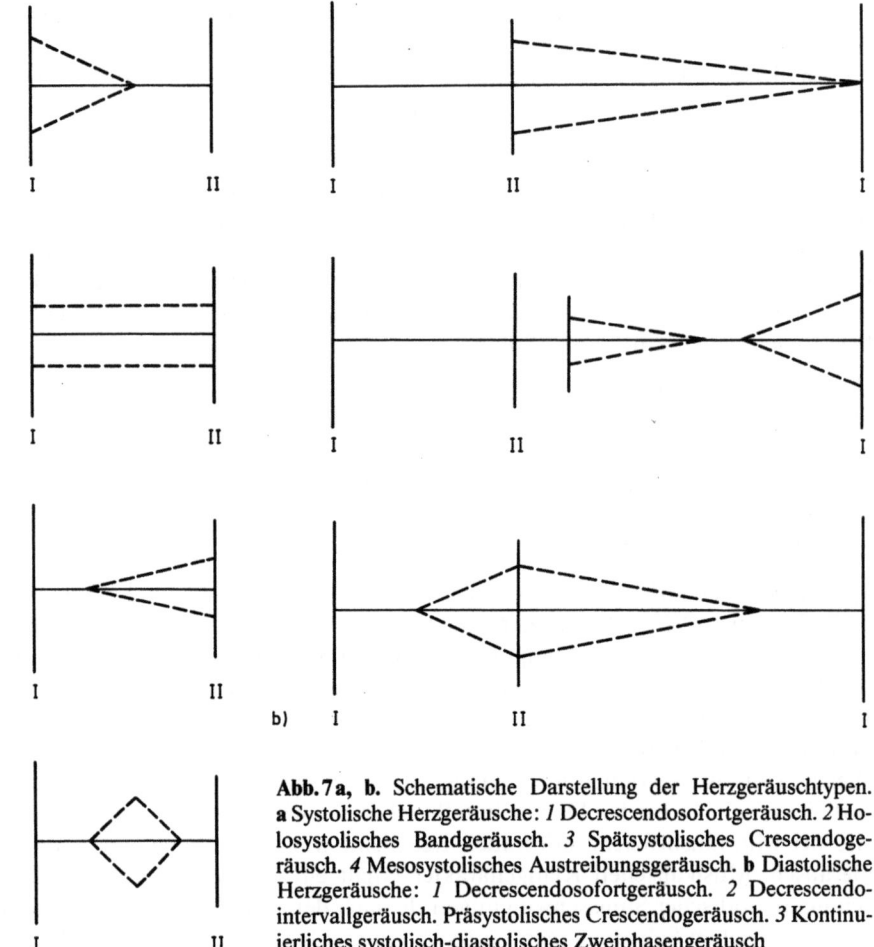

Abb. 7 a, b. Schematische Darstellung der Herzgeräuschtypen. **a** Systolische Herzgeräusche: *1* Decrescendosofortgeräusch. *2* Holosystolisches Bandgeräusch. *3* Spätsystolisches Crescendogeräusch. *4* Mesosystolisches Austreibungsgeräusch. **b** Diastolische Herzgeräusche: *1* Decrescendosofortgeräusch. *2* Decrescendointervallgeräusch. Präsystolisches Crescendogeräusch. *3* Kontinuierliches systolisch-diastolisches Zweiphasengeräusch

(mezzoforte). Grad 4 ist bis oberhalb des Handgelenkes hörbar (forte). Grad 5 ist bis zum proximalen Drittel des Radius hörber (fortissimo). Grad 6 bedeutet ein Distanzgeräusch, das im Abstand von mm–cm oder weiter entfernt von der Brustwand hörbar ist.

Ebenfalls in diesen Abschnitt aufzunehmen ist das systolische Zeichen von Rivero-Carvallo, das diese beiden Autoren 1946 als pathognomonischen Befund für Trikuspidalfehler erstmals beschrieben haben. Im Gegensatz zu der üblichen Abschwächung der Geräusche während der Inspiration besteht dieses Zeichen in einer inspiratorischen Verstärkung des systolischen Geräusches, z.B. bei Trikuspidalinsuffizienz.

c) Schließlich läßt sich nach der *Anordnung,* in der ein akustisches Phänomen in den Herzzyklus eingestreut ist, die regelmäßige Wiederkehr von einem regellosen Auftreten abgrenzen.

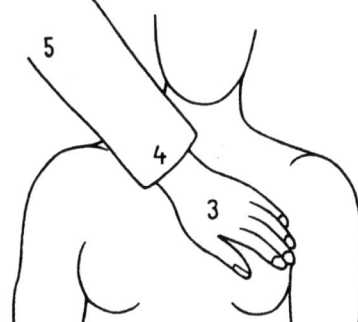

Abb.8. Maßstab zur Lautstärke-Bestimmung bei Herztönen und Herzgeräuschen. (Nach Zuckermann 1963)

D. Wo höre ich den Auskultationsbefund?

a) Eine wichtige Bedeutung für die auskultatorische Differentialdiagnose liegt in der Bestimmung der *Maximalpunkte,* die ein Geräusch oder ein sonstiger akustischer Herzbefund aufweist. Für die Herzuntersuchung haben sich seit langem 6 Standardpunkte zur Auskultation bewährt, über deren topographische Lage die Abb.9 unterrichtet. Sie werden um einer einheitlichen und einfachen Verständigung willen mit den Abkürzungen S_1–S_6 in der folgenden Weise bezeichnet:

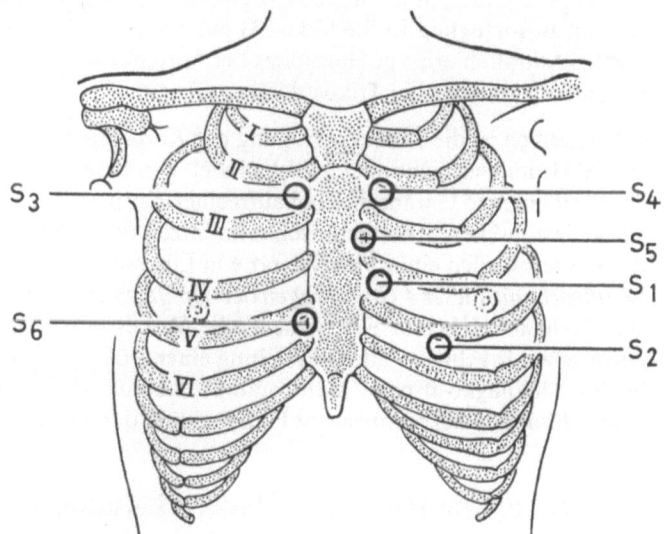

Abb.9. Standardpunkte für die Herzauskultation

S_1: Gegend der absoluten Herzdämpfung im linken IV. Interkostalraum parasternal (Mitralklappe).

S_2: Über der Herzspitze in der Medioklavikularlinie des linken V. Interkostalraumes (Mitralklappe).

S_3: Über dem Sternalende des rechten II. Interkostalraumes (Aortenklappe).

S_4: Über dem Sternalende des linken II. Interkostalraumes (Pulmonalklappe).

S_5: Zusätzliche Auskultationsstelle („5. Punkt" nach Erb) über dem Sternalende des linken III. Interkostalraumes (Aortenklappe).

S_6: Über dem Sternalende des rechten V. Interkostalraumes (Trikuspidalklappe).

Die Abhörstelle, über der ein Schallphänomen seine größte Lautstärke und die Brustwandschwingungen ihre höchste Amplitude haben, wird als *Maximalpunkt* bezeichnet. Geräusche, die eine bestimmte Intensität erreichen, werden über diesem Punctum maximum bei mittlerer bis hoher Frequenz bevorzugt vom Ohr und bei niederer Frequenz bevorzugt durch den Tastsinn (als schwirren) bzw. mittels membranloser Niederfrequenzeinstellung des Stethoskops wahrgenommen. In der Regel sind Geräusche unifokal, d.h. sie stammen aus einer einzigen Geräuschquelle mit nur einem Maximalpunkt. Ein bifokales Geräusch entspricht meist der Kombination zweier Geräusche aus verschiedener Quelle. Die Beachtung des Maximalpunkts ist für die diagnostische Aufschlüsselung bei Mehrfachfehlern entscheidend, da hier beim gleichzeitigen Bestehen mehrerer Geräusche womöglich in derselben Herzphase mehrere Maximalpunkte voneinander abzugrenzen sind. Ihre exakte Bestimmung erlaubt eine weitgehende Analyse solcher Mehrfachfehler oft schon bei der Auskultation.

b) Häufig vernachlässigt, doch von besonderer Bedeutung ist die Beachtung der *Fortleitung eines Geräusches.* So etwa die Fortleitung in die Halsarterien bei Aortenklappenstenose, in die linke Achselhöhle bei Vorhofseptumdefekt, in den Rücken mit Bevorzugung in die linke Skapulargegend (Dorsalauskultation nach Bürger) bei Mitralfehlern, zur Herzspitze bei Aorteninsuffizienz, in die Lebervenen und die untere Hohlvene bei Trikuspidalinsuffizienz.

c) Schließlich ist die Berücksichtigung der *Körperlage,* in der ein Geräusch auftritt, sein Maximum erreicht oder verschwindet, von Belang. So etwa das Verschwinden des akzidentellen Geräusches bei aufrechter Körperhaltung, das Deutlicherwerden eines diastolischen Sofortgeräusches im Sitzen oder Stehen bei Aorteninsuffizienz, das Hörbarwerden einer Mitralstenose in Linksseitenlage usw.

Die *Beachtung dieser 4 Grundfragen* bei der Herzauskultation (Wann – Was – Wie – Wo) bedeutet nicht nur eine wesentliche Verbesserung und Erweiterung der diagnostischen Ergebnisse durch Erzielung einer größeren Exaktheit und eines weiterreichenden diagnostischen Aktionsradius. Sie stellt ebenso auch eine willkommene Erleichterung in der technischen Handhabung der Herzauskultation dar.

5.2 Technische Hilfen zur Herzauskultation

Der Absicht einer technischen Erleichterung des Herzabhörens dient die Einführung verbesserter technischer Geräte zur Herzauskultation.

Mit dem weitverbreiteten und wenig aufwendigen *Schlauchstethoskop* der herkömmlichen Bauart (z.B. Modell „Supraphon", Littmann, Met-Januskop o.ä.) können die Forderungen nach einer fortschrittlichen Herzauskultation ausreichend erfüllt werden. Die diagnostischen Möglichkeiten dieser Stethoskopform lassen sich nach Zuckermann jedoch nur unter den folgenden Voraussetzungen voll ausnutzen:

a) Die Oliven des metallischen *Ohrbügels* müssen dem äußeren Gehörgang des Untersuchers individuell ohrgerecht angepaßt werden, sollen sie ihn wirklich vollständig verschließen. Erst dieser vollkommene Abschluß durch Ausschaltung jeglicher „Nebenöffnungen" garantiert die störungsfreie Aufnahme des Hörbefundes. Daher ist durch Hebelbewegungen des Bügels um die Ohrachse die vollständige Abdichtung der äußeren Gehörgänge stets sorgfältig nachzukorrigieren.

b) Der Ohrbügel soll durch einen 25 cm langen und 3,2 mm hohlen Druckschlauch mit einem *Trichter* oder einer *Kapsel* verbunden sein, die ein inneres Volumen von 2,5 cm^2–5 cm^2 erreichen und durch einen 0,4 mm dicke Membran mit einem freischwingenden Durchmesser von 3,5 cm verschließbar sind.

c) Durch bestimmte Manipulationen läßt sich bei Verwendung der Membrankapsel eine gewisse *Frequenzfilterung* erreichen. Zu diesem Zweck wird die Membrankapsel zum einen mit unterschiedlichem Druck auf die Thoraxwand aufgesetzt, zum anderen mit oder ohne Membran gebraucht. Die unter starkem Druck mit der Membran aufgesetzte Kapsel begünstigt die hohen und dämpft die niedrigen Frequenzen, während umgekehrt die membranlos und drucklos aufgelegte Kapsel die tieferen Frequenzen hervortreten läßt bei Dämpfung der hohen Schwingungsbereiche. Im ersteren Falle wird z. B. das hochfrequente diastolische Sofortgeräusch einer Aorteninsuffizienz auch bei geringer Intensität auskultatorisch noch nachweisbar sein, während bei dem 2. Vorgehen niederfrequente Extratöne, z. B. der IV. und III. Herzton, bevorzugt hörbar werden.

Daher sollte im Bereich der Herzbasis, über der in der Regel hochfrequente Geräusche zu erwarten sind, unter Druck und mit Membran auskultiert werden. Über der Herzspitze dagegen treten sowohl hoch- wie tieffrequente Geräusche und Töne auf. Hier ist das Stethoskop bzw. Stethophon zunächst mit Membran unter starkem Druck aufzusetzen, sodann wird der Druck während der Auskultation fortlaufend abgeschwächt. Abschließend wird noch einmal ohne Membran drucklos abgehört. Mit dieser einfachen Auskultationstechnik gelingt es, das Schallspektrum von den hohen bis zu den tiefen Frequenzen mit dem Ohr abzutasten, ähnlich der differenzierenden Schallschreibung mit frequenzsiebenden Filtern bei der Phonokardiographie (PKG).

d) Bei Benutzung eines *Schalltrichters* dient die von der Trichteröffnung umfaßte Hautscheibe gleichsam als Membran. Bei locker angelegtem Trichter schwingt die ungespannte Hautfläche überwiegend im niederen Frequenzbereich mit, bei angepreßtem Trichter dagegen bevorzugt im höheren Schwingungsbereich.

e) Die *stereophonische Auskultation* nach Wirth-Solereder stützt sich auf die Nutzbarmachung der physiologischen Eigenschaften des Gehörs, daß beide Ohren, jedes für sich, das ihnen zugehörige Hörfeld getrennt bewußt wahrnehmen und verwerten können. Bei dem stereophonischen Stethoskop findet sich die Anordnung von 2 Hörtrichtern. Jeder der beiden Membrantrichter ist durch einen Schlauch mit dem Ohrbügel verbunden. Im Ergebnis wird der Auskultationsbefund nicht in der bisher üblichen flächenhaften Form, sondern als räumlicher Gehöreindruck übermittelt.

f) Die Vorteile einer *elektronischen Auskultation* liegen in einer außergewöhnlichen Verstärkung der akustischen Entäußerungen des Herzens, die insbesondere für ältere Kollegen willkommen sein dürfte. Darüber hinaus erlaubt sie durch den Einbau einer Frequenzmodulation eine differenzierte Auskultation, die sich in 3 verschiedene Frequenzbereiche aufteilen läßt. Nützlich ist auch die Möglichkeit einer Direktübertragung des Auskultationsbefundes zur Aufnahme auf Tonband.

Die volle Nutzung der durch die technische Vervollkommnung der Herzauskultation gegebenen diagnostischen Möglichkeiten gelingt letztendlich aber nur dann, wenn der Untersucher sich darauf einstellt, Töne und Geräusche nicht nur zu hören, sondern auch zu erkennen (ähnlich dem sprachlich-begrifflichen Unterschied im französischen zwischen écouter und entendre). Eine Hilfe bietet dabei die wiederholt empfohlene Übung, zu Beginn der Auskultation die akustische und gedankliche Aufmerksamkeit auf die Wahrnehmungen in Höhe der Trommelfelle zu richten unter Ausschaltung aller anderen Sinneseindrücke. Das „innere Auge" betrachtet gleichsam die Trommelfelle und lenkt das Gehör in bewußte Steuerung auf den Hörbefund hin. In diesem Sinne ist das auskultatorische Erkennen weder eine technische Funktion des Trommelfelles noch eine schicksalsmäßige Frage intuitiver Begabung. Es ist vielmehr die Kunst, die in tagtäglicher Übung entwickelt und gepflegt sein will wie etwa das Geigenspiel.

5.3 Herztöne

5.3.1 Normale Herztöne im Erwachsenenalter (Abb. 10)

Zu Beginn von Systole und Diastole bildet das Herz normalerweise Schallimpulse von tonartigem Charakter. Trotz ihrer Geräuscheigenschaften im physikalischen Sinn werden sie als Herztöne bezeichnet. Je nach der Abhörstelle ändert sich in engen Grenzen der Klangcharakter oder überwiegt einer der beiden Töne an Intensität. Im allgemeinen wird der I. Herzton über S_1 und S_2 etwas dumpfer, aber lautstärker gefunden als der II. Herzton. Dieser wiederum übertrifft den I. Herzton an Intensität über der Herzbasis. Hier hat im Erwachsenenalter der II. Ton die größere Stärke. Zudem pflegt mit zunehmendem Alter der Ton über S_3 lauter und heller zu wirken im Vergleich zu S_4 bis schließlich der pathologische Befund eines verstärktakzentuierten II. Aortentons als Zeichen einer Aortensklerose erhoben werden kann.

Noch im physiologischen Bereich liegende Befunde im Erwachsenenalter sind die enge Spaltung des I. Herztons sowie die inspiratorische Spaltung des II. Herztons.

5.3.2 Normale Herztöne im Kindesalter (Abb. 11)

Abweichungen von dem Herztonbefund des Erwachsenen bestehen v. a. in den folgenden physiologischen Besonderheiten des Kindesalters: Fast regelmäßiges Vorkommen einer Betonung des II. Herztons über S_4 („Pulmonalton"), der den II. Herzton über S_3 an Intensität übertrifft. Unregelmäßige Aufeinanderfolge der Herzaktion im Sinne einer respiratorischen Arrhythmie mit Beschleunigung während der Einatmung und Verlangsamung während der Ausatmung. Konstante enge Spaltung des I. Herztons und respiratorische Spaltung des II. Herztons, letztere am deutlichsten über S_4. Vielfach hörbarer III. Herzton als dumpfer Nachhall nach dem II. Ton. Oftmals akzidentelles systolisches Geräusch über S_4.

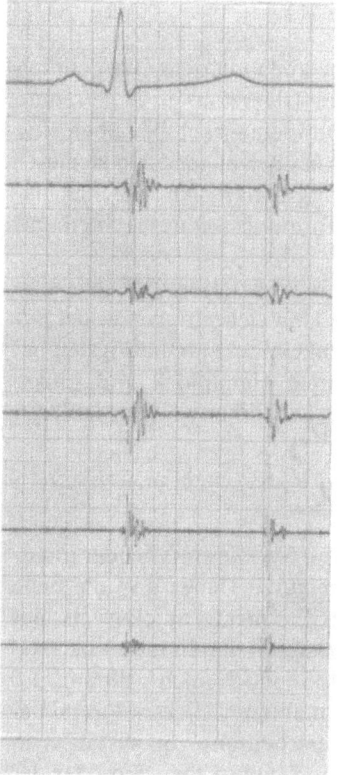

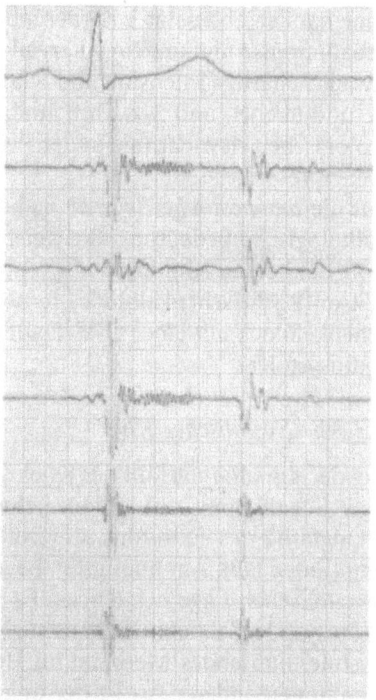

Abb. 10. Normale Herztöne im Erwachsenenalter

Abb. 11. Normale Herztöne im Kindesalter: Spaltung des I. und II. Herztons; III. Herzton

5.3.3 Systolische Extratöne (Abb. 6a)

5.3.3.1. Enge Spaltung des I. Herztons

Im *Auskultationsbefund* nimmt man statt des üblicherweise in sich geschlossenen kurzen Schalleindruckes eine Zerlegung des I. Herztons in eben noch getrennt erkennbare Schallimpulse wahr, die uneinheitlich, klappend oder auch verwaschen und unrein klingen. Er verdankt seine Entstehung einer asynchronen Beendigung der Umformungszeit im rechten und linken Ventrikel im noch physiologischen Bereich.

Für die *diagnostische Beurteilung* ist der Befund eines gespaltenen I. Herztons ohne pathologische Bedeutung. Im Erwachsenenalter und bei Jugendlichen findet er sich als häufiger Hinweis auf eine vegetative Labilität. Besonders regelmäßig begegnet man der Spaltung des I. Herztons im Kindes- und Jugendalter als altersphysiologischer Besonderheit. Nicht selten wird die enge Spaltung des I. Herztons mit einem kurzen protosystolischen Geräusch verwechselt. Der gespaltene I. Herzton wird am deutlichsten über der Herzspitze wahrgenommen.

5.3.3.2. Breite Spaltung (Doppelung) des I. Herztons

Diese Veränderung im *akustischen Befund* fällt als eine auch mit dem Ohr deutlich voneinander abgesetzt wahrnehmbare Aufteilung des I. Herztons in 2 getrennte Schallimpulse mit kurzem Intervall auf. Die beiden Doppelungsanteile haben eine etwa gleichartige Intensität und Klangcharakteristik. Am überzeugendsten ist dieser Befund über S_1 und S_2 wahrnehmbar. Seine Entstehung erklärt sich aus einer pathologischen Asynchronie in der Beendigung der Umformungszeit des rechten und linken Ventrikels.

Für die *diagnostische Beurteilung* hat die breite Spaltung des I. Herztons stets eine pathologische Bedeutung. Sie weist auf eine abnorme Ungleichzeitigkeit in der Systole der beiden Kammern hin. Vorkommen bei Schenkelblock: am häufigsten bei Wilson-Rechtsschenkelblock, ferner bei linksanteriorem Hemiblock und Linksschenkelblock mit einer QRS-Dauer im EKG über 0,11 s; ferner bei ventrikulären Extrasystolen.

5.3.3.3. Systolischer Klick

Bei der *Auskultation* fällt der Klick als ein im Verlauf der Systole einfallender tonartiger Schallimpuls auf. Kennzeichnend sind die sehr kurze Dauer und die helle Klangfarbe des Extratons, die ihn wegen der hohen Frequenz subjektiv als laut empfinden läßt. Am häufigsten begegnen wir einer zeitlich fixierten meso- bzw. telesystolischen Lage des Klicks. Es gibt diesen Extraton jedoch auch während der Protosystole. Schließlich kennen wir das Vorkommen mehrerer Klicks während der Systole. Führendes Merkmal im Hörbefund zur Unterscheidung von systolischen Extratönen anderer Art ist der ungewöhnlich kurze und helle Klangcharakter des Klicks. Er wird am deutlichsten über S_1 und S_2 auskultiert.

Zum Unterschied von den Formen eines systolischen Klicks mit festem Einfall zeichnet sich die Art eines *systolischen Klicks mit gleitendem Einfall* im Auskultationsbefund durch eine bemerkenswerte Veränderlichkeit im zeitlichen Auftreten aus, die entweder an einen Wechsel der Atemphase oder an veränderte Körperlage und -haltung gebunden ist. Diese Eigenschaft des gleitenden Einfalls liegt v. a. in einer Annäherung des Klicks während der Inspiration an den II. Ton, mit dem er bei tiefer Einatmung schließlich zusammenfallen kann. Im Verlauf des Exspiration trennt er sich wieder von dem II. Herzton. Er wird also um so deutlicher hörbar, je früher er vor diesem auftritt. Die gleiche Veränderung finden wir bei stehender Körperhaltung. Dieses Gleiten in der Spätsystole ermöglicht auch schon bei der Auskultation die Unterscheidung von einer Spaltung des II. Herztons: Der gespaltene II. Herzton erfährt gerade umgekehrt während der tiefen Inspiration seine deutlichste Ausprägung („Klick mit Trick").

Diagnostisch bedeutet der systolische Klick die akustische Entäußerung eines Mitralsegelprolapssyndroms. Er entsteht bei dem Zurückschlagen der Mitralsegel mit verlängerten Sehnenfäden in den linken Vorhof, wobei wie bei einem sich öffnenden Fallschirm die Arretierung der Herzklappen im linken Vorhof auf einer vorhofwärts veränderten Stellebene den tonartig hellen Schalleffekt verursacht. Der Schallbefund ist mit einer Häufigkeit von etwa 15% der Bevölkerung keineswegs eine Rarität. Bei zusätzlicher Mitralinsuffizienz besteht neben dem systolischen Klicksyndrom ein spätsystolisches Crescendogeräusch.

5.3.3.4. Aortendehnungston

Auskultatorisch fällt der Aortendehnungston als protosystolische höherfrequente Schwingungsgruppe von tonartigem Impulscharakter auf, die etwa 0,09 s nach dem Beginn des I. Tons einfällt. Die deutlichste Ausprägung erfährt dieser Schallbefund im II. Interkostalraum links parasternal bis zur Herzspitze hin. Die *Entstehung* erklärt man aus einer verstärkten Anspannung der pathologisch veränderten Aortenwand beim systolischen Blutauswurf aus dem linken Ventrikel unter erhöhtem Druck. Der Aortendehnungston wird auch als Ejektionsklick bezeichnet.

5.3.3.5. Pulmonaldehnungston

Unter den gleichen hämodynamischen Bedingungen wie bei der Bildung des Aortendehnungstons kann es beim Blutauswurf unter erhöhtem Druck aus dem rechten Ventrikel zu einer verstärkten Anspannung der Pulmonalwand und damit zu der Bildung eines Pulmonaldehnungstons kommen. Er ist ebenfalls am deutlichsten über dem II. Interkostalraum links parasternal zu hören. *Vorkommen* besonders bei angeborenen Angiokardiopathien wie z. B. Ebstein-Anomalie oder höhergradigem Vorhofseptumdefekt.

5.3.4 Diastolische Extratöne (Abb. 6 b)

5.3.4.1. Spaltung des II. Herztons

Ähnlich einer Spaltung des I. Herztons wird auch der gespaltene II. Ton meist als unrein, klappend, verwaschen empfunden. Die enge Spaltung ist schon bei der *Auskultation* an ihrer respiratorischen Veränderlichkeit erkennbar. Im umgekehrten Verhalten wie beim systolischen Klick mit gleitendem Einfall nimmt hier der Hörbefund bei der Einatmung an Deutlichkeit zu, indem die beiden Anteile des II. Tons sich jetzt soweit voneinander entfernen, daß sie auch für das Ohr eindeutig getrennt wahrnehmbar werden. Mit der Ausatmung verkürzt sich dieses Intervall dann wieder bis zu einem völligen Zusammenfall. Die enge Spaltung des II. Herztons ist am besten auskultierbar über der Auskultationsstelle S$_4$. Ihre Entstehung erklärt sich aus einer geringfügigen Ungleichzeitigkeit in der Beendigung der Austreibungszeit des linken und rechten Ventrikels. Er stellt also das getrennte Hörbarwerden des Aorten- und des Pulmonalanteiles im II. Herzton als II$_A$ und II$_P$ dar.

Diagnostisch handelt es sich bei dem gespaltenen II. Herzton um einen physiologischen Befund ohne jede krankhafte Bedeutung. Wir begegnen ihm fast regelmäßig im Kindes- und Jugendalter sowie bei leptosomen Patienten. Die Spaltung des II. Herztons bleibt in der Regel unabhängig von der Körperhaltung, d. h. sie wird ebenso im Liegen wie im Sitzen und im Stehen während der Inspiration deutlich wahrgenommen.

5.3.4.2. Breite Spaltung (Doppelung) des II. Herztons

Die breite Spaltung des II. Herztons stellt bei der Auskultation zum Unterschied von der atmungsabhängigen engen Spaltung des II. Herztons einen konstanten Befund dar, der durch die Respiration nicht verändert wird. Der II. Herzton ist in 2 getrennt voneinander wahrnehmbare Anteile zerlegt. Zusammen mit dem I. Herzton

bilden die beiden Anteile des II. Herztons einen Dreierrhythmus im Sinne eines
protodiastolischen Galopprhythmus. Ist der erste Anteil der Doppelung der heller-
klingende und lautstärkere, so handelt es sich bei ihm um den Aortenanteil des II.
Tons (II$_A$) und damit um eine Rechtsverspätung der Erregung (z. B. bei Rechtsschenkelblock). Ist dagegen der erste Anteil des II. Herztons der leisere (II$_P$), liegt
eine Linksverspätung vor (z. B. bei Linksschenkelblock).

Für die *diagnostische Beurteilung* bildet die breite Spaltung des II. Herztons einen
schon bei der Auskultation erfaßbaren Hinweis auf eine in das Pathologische gesteigerte Ungleichzeitigkeit im Schluß der Semilunarklappen, wie sie bei einer höhergradigen Verzögerung der intraventrikulären Erregungsausbreitung vorkommt.
So v. a. bei Schenkelblock, bei Hemiblock sowie bei Extrasystolen ventrikulären Ursprungs.

5.3.4.3. Mitralöffnungston

Der Mitralöffnungston bildet bei der Auskultation einen protodiastolischen Extraton von meist gleicher Intensität und ähnlichem Klangcharakter wie der vorange-
hende II. Herzton. Er ist von diesem durch einen deutlichen und bei unveränderter
Körperhaltung auch gleichbleibenden Abstand getrennt. Das Intervall kann von
Fall zu Fall eine verschiedene Dauer haben. Es bleibt im Einzelfall jedoch konstant
und ist auch von der Atmung unbeeinflußbar. Das Intervall, das als *Mitralöffnungszeit* bezeichnet wird, hat eine entscheidende diagnostische Bedeutung für die
Abschätzung der verbliebenen Mitralöffnungsfläche und damit für die Beurteilung
des pathologisch gesteigerten Druckes im linken Vorhof. Unter der Bezeichnung
„Wachtelschlag" ist dieser protodiastolische Galopprhythmus infolge eines Mitral-
öffnungstons eine besonders geläufige Form des Dreierrhythmus. Bei aufrechter
Körperhaltung verlängert sich die Mitralöffnungszeit u. U. bis an die äußerste
Grenze von 0,15 s. Die günstigste Auskultationsstelle liegt zwischen dem linken
Sternalrand und der Herzspitze.

Die *Entstehung* des Mitralöffnungstons erklärt man aus dem Zurückschnellen der
stenosierten, aber noch beweglichen Mitralklappe in die Vorhofkonkavlage. Der
Ton kommt nur bei organischen Stenosen der Mitralsegel vor. Der Nachweis des
Mitralöffnungstons bildet somit den akustischen Beweis für das Vorliegen einer
Mitralstenose. Darüber hinaus zeigt er bewegliche Mitralklappen an, die noch keine Verkalkungen enthalten. Schließlich gibt der Abstand vom Aortenklappenschluß (Mitralöffnungszeit) einen Anhalt für den Druck im linken Vorhof. Liegt die
Mitralöffnungszeit über 0,09 s, so ist eine geringe Drucksteigerung bei nur mäßiger
Einengung der Mitralöffnungsfläche anzunehmen. Liegt der Wert dagegen unter
0,07 s, so deutet dies auf eine erhebliche Druckerhöhung im linken Vorhof, bei
hochgradiger Stenosierung der Mitralklappen hin.

5.3.4.4. Perikardton

Dieser auch einfach als protodiastolischer Extraton oder als Ergußton bezeichnete
Schalleffekt hat im *Auskultationsbefund* einen dem Mitralöffnungston ähnlichen
Klangcharakter. Er steht ihm jedoch an Intensität erheblich nach. Der Perikardton
imponiert als ein konstanter protodiastolischer Extraton von dumpfem Klangcha-

rakter, der in kurzem Abstand dem II. Herzton als konstanter Schalleffekt folgt. Sein Intensitätsmaximum erreicht er über der absoluten Herzdämpfung.

Für die *diagnostische Beurteilung* bildet der Nachweis eines Perikardtons einen wichtigen, oftmals zunächst den ersten klinischen Hinweis überhaupt auf Verkalkungen des Perikards (Concretio pericardii; Panzerherz) oder auf einen Perikarderguß. Die Entstehung des Perikardtons wird erklärt durch das Auftreten einer plötzlichen Beendigung der diastolischen Lateralbewegung infolge einer Perikardverdikkung (Verkalkung) oder eines Perikardergusses.

5.3.4.5. III. Herzton

Im *Auskultationsbefund* geht der durch einen III. Herzton verursachte protodiastolische Galopprhythmus wegen seiner meist nur geringen Lautstärke, zumal bei tachykardem Grundrhythmus, vielfach unter. Durch seinen überwiegend tiefen Frequenzgehalt liegt er an der unteren Hörgrenze von 35 Hz. Dies gilt v. a. für die Formen, in denen der III. Herzton als physiologischer Befund im Kindes- und Jugendalter vorkommt. Bei Verstärkung unter pathologischen Bedingungen läßt er sich am ehesten mit einem dumpfen, echoartigen Nachhall zum II. Herzton vergleichen. Sein Maximalpunkt liegt über der absoluten Herzdämpfung, bei linker Seitenlage auch über S_2. Im Stehen verschwindet der III. Herzton. Dagegen wird er im Liegen bei tiefer Exspiration deutlicher.

Für die *klinische Beurteilung* bleibt der Nachweis eines III. Herztons im Jugendalter in der Regel ohne pathologische Bedeutung. Später deutet er beim Auftreten im Rahmen einer Hypertension, einer Kardiosklerose, eines Mitralfehlers, eines Cor pulmonale, des akuten Stadiums eines Herzinfarkts auf eine Tonusverminderung der Muskulatur des Ventrikels hin. Er entsteht dann entweder durch einen verstärkten Bluteinstrom als Füllungston in dem linken oder rechten Ventrikel oder durch eine abnorme Verminderung der Wandspannung, so daß es zu einer plötzlichen Anspannung der Ventrikelwand bei Einfluß des Vorhofblutes kommt. Ein besonders alarmierendes auskultatorisches Zeichen bildet das Auftreten des III. Herztons bei einem Herzinfarkt im frischen Stadium.

5.3.4.6 IV. Herzton (Vorhofton)

Der unter pathologischen Bedingungen hörbar gewordene Vorhofton imponiert auskultatorisch als dumpfer, matter Vorschlag vor dem meist lautstärkeren I. Herzton. Lediglich bei erheblicher Verlängerung der AV-Überleitungszeit oder bei fortdauerndem (komplettem) AV-Block ist er von dem I. Herzton deutlich getrennt für sich wahrnehmbar. Der Maximalpunkt liegt über der absoluten Herzdämpfung. Rechtsseitiger oder linksseitiger IV. Herzton lassen sich bei Mitregistrierung der Atmung unterscheiden: Im Inspirium erfährt dabei der rechtsseitige IV. Herzton eine Verstärkung, die bei linksseitigem Vorhofton ausbleibt.

Der hörbare IV. Herzton hat für die *klinische Beurteilung* stets dann eine sichere pathologische Bedeutung, wenn er im Stethoskop neben dem tiefen auch im höheren Frequenzbereich als deutlich wahrnehmbarer Schallimpuls erkennbar ist. Er bildet in diesen Fällen das ernste Zeichen einer myokardialen Insuffizienz im Spätstadium der Hypertension, bei Koronarinfarkt, Kardiomyopathie sowie bei sklerotischer, toxischer oder entzündlicher Schädigung der Herzmuskulatur (Myokarditis).

5.3.4.7 Summationsgalopp

Durch Überlagerung des pathologisch verstärkten IV. Herztons mit dem III. Herzton, die bei entsprechender Frequenzbeschleunigung des Herzrhythmus auftreten kann, nimmt man bei der Herzauskultation einen auffallend lauten protodiastolisch gelegenen Extraton wahr. Das Intensitätsmaximum wird über der absoluten Herzdämpfung erreicht. Die Erklärung für die Bildung des Summationsgalopp liegt in der Summierung der für den IV. Herzton und den III. Herzton beschriebenen Mechanismen bei kurzer Diastole und verlängerter AV-Überleitungszeit. Im Auskultationsbefund ist es allerdings oft schwierig zu entscheiden, ob ein Summationsgalopp vorliegt oder lediglich ein besonders lauter III. oder IV. Herzton.

5.3.5 Lautstärke der Herztöne

Im *Normalfall* werden bei der Herzauskultation die beiden Herztöne nicht mit der gleichen Lautstärke wahrgenommen. Der I. Herzton erscheint vielmehr über der Herzspitze stärker als der II. Herzton, während über der Basis das umgekehrte Lautstärkeverhältnis herrscht. Innerhalb des II. Tons kennen wir altersbedingte Lautstärkeunterschiede. Beim Kind überwiegt der II. Ton über S_4 als sog. Pulmonalton. Mit zunehmendem Alter tritt dann gewöhnlich infolge Rotation des Herzens der II. Aortenton über S_3 mehr hervor. Für das Ohr imponiert ein Herzton dann als in der Intensität verändert, wenn physikalisch entweder seine Amplitudengröße oder seine Frequenzzusammensetzung sich ändert. Die Amplitude stellt dabei einen Gradmesser dar für die entstandene akustische Energie.
Pathologische Änderungen in der Intensität eines der beiden oder beider Herztöne werden durch einen oder durch beide der genannten Faktoren bewirkt. Wir unterscheiden dabei zwischen einer Verstärkung und einer Abschwächung eines oder beider Herztöne.

5.3.5.1 Verstärkung der Herztöne (Abb. 12)

Die Intensitätszunahme (Verstärkung) eines Herztons hat in dem klinischen Sprachgebrauch mehrere Synonyma, so etwa Akzentuation, Betonung, Klingen, Pauken. Diese Bezeichnungen treffen sämtlich den gleichen physikalischen Vorgang der Verstärkung, den wir daher als allgemein verbindlich wählen. Das eingehende Studium der physikalischen Verhältnisse bei verstärkten Herztönen lehrt jedoch, daß sich auch nach dem Verhalten von Frequenzzusammensetzung und Amplitude die folgenden Formen einer Verstärkung von Herztönen bei der Herzauskultation unterscheiden lassen:

1) *Verstärkt betont:* Verstärkung durch einfache Amplitudenvergrößerung.
2) *Verstärkt akzentuiert:* Verstärkung durch Vorherrschen höherer Frequenzen.
3) *Verstärkt klingend:* Verstärkung durch Auftreten sinusförmiger Schallschwingungen musikalischen Klangcharakters mit Crescendo-Decrescendo.
4) *Verstärkt paukend:* Verstärkung durch Summation eines betonten I. Tons mit dem Crescendomaximum eines präsystolischen Geräusches.

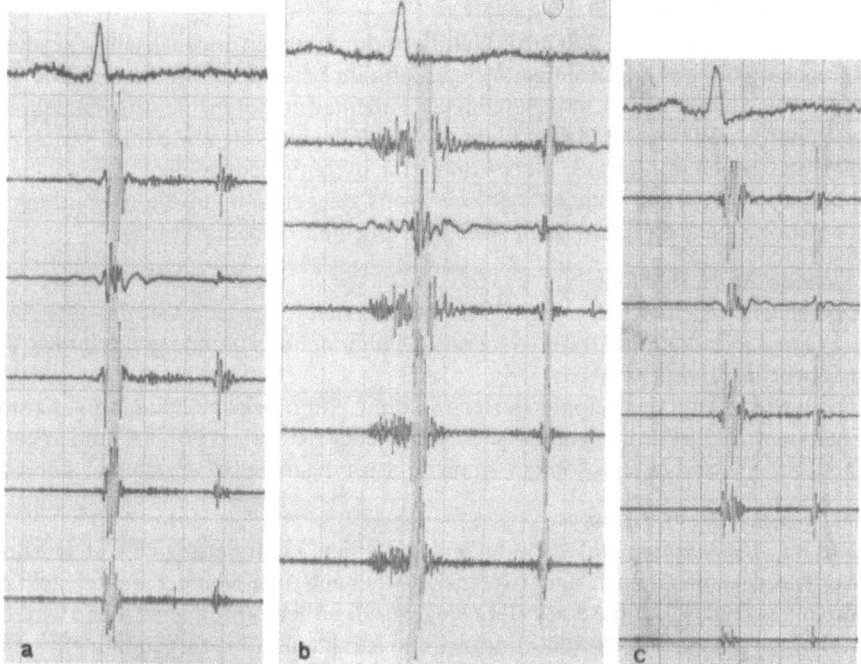

Abb. 12a–c. Verstärkung von Herztönen. **a** Betonter I. Herzton. **b** Paukender I. Herzton. **c** Akzentuierter II. Herzton

Betonung des I. Herztons

Im *Auskultationsbefund* findet sich der I. Herzton v. a. über der Herzspitze durch einfache Intensitätszunahme ohne wesentliche Änderung seines Klangcharakters verstärkt. Der I. Herzton wird daher als auffallend laut wahrgenommen.

Diagnostisch gibt die Betonung des I. Herztons den akustischen Hinweis auf eine verstärkte und beschleunigte Kontraktion der Ventrikelmuskulatur, wie sie am häufigsten bei einer Hypertrophie des linken Ventrikels (z. B. infolge Hypertension) oder einer gesteigerten Inotropie (z. B. bei Sympathikotonie) vorliegt. Auch beim Präexzitationssyndrom (WPW, LGL) fällt der I. Ton durch eine Betonung über S_2 und S_1 auf.

Pauken des I. Herztons

Im *Hörbefund* zeichnet sich der I. Herzton neben einer Intensitätssteigerung mit auffallender Lautheit zugleich durch einen mehr knallenden Klangcharakter aus.

Die *diagnostische Bedeutung* dieser Lautstärkeveränderung liegt in dem pathognomonischen Hinweis auf das Bestehen einer Mitralstenose. Der paukende I. Herzton bildet nicht selten zunächst den einzigen akustischen Nachweis, dem sich erst nach Körperbelastung weitere auskultatorische Symptome wie präsystolisches Crescendogeräusch oder Mitralöffnungston hinzugesellen. Daher hat der Nachweis eines paukenden I. Herztons eine stets ernstzunehmende Bedeutung als möglichen Hinweis auf eine „stumme" Mitralstenose.

Klingen des I. Herztons

Der klingende I. Herzton fällt auskultatorisch durch seinen musikalisch-juchzenden Klangcharakter bei gleichzeitiger Verstärkung im besonderen Maße auf. Die Veränderung ist nicht bei jedem I. Herzton des Patienten zu hören. Sie tritt vielmehr nur gelegentlich und regellos eingestreut auf. Das Klingen wird v. a. bei frühzeitig einfallenden Tönen im Rahmen einer Flimmerarrhythmie beobachtet.

Diagnostisch weist ein Klingen des I. Herztons gelegentlich auf die Ausbildung eines Herzwandaneurysma z. B. im Anschluß an einen Herzinfarkt hin.

Betonung des II. Herztons

Ähnlich wie bei einer Betonung des I. Herztons handelt es sich hier um eine einfache Lautstärkezunahme des II. Herztons („Pulmonaltons") ohne gleichzeitige Veränderung im Klangcharakter.

Diagnostisch bleibt der betonte II. Herzton ohne pathologische Bedeutung. Er stellt einen normalen, allerdings oftmals fehlgedeuteten Befund im Kindes- und Jugendalter dar, ebenso bei leptosomem Konstitutionstyp sowie bei vegetativer Labilität.

Akzentuation des II. Herztons

Eine im *Auskultationsbefund* besonders auffällige Veränderung des II. Herztons (Aortentons) sowohl nach seiner Intensität wie nach dem Klangcharakter stellt die Akzentuation dar. Infolge eines Überwiegens der höheren Frequenzanteile wird der II. Herzton als auffallend hell klingend und kurzdauernd wahrgenommen. Er erscheint im Ohr wegen seiner hohen Frequenz zugleich auch verstärkt, obwohl dies im physikalischen Sinne nur bei gleichzeitiger Hypertension der Fall ist.

Diagnostisch bedeutet ein akzentuierter II. Herzton den akustischen Hinweis auf eine Steigerung der Schwingungsfähigkeit von Gefäßwand und -klappen der Aorta bei Aortensklerose. Eine gleichzeitige echte Intensitätszunahme (Amplitudenvergrößerung) weist auf eine Kombination mit einer Hypertension hin. Nicht selten bildet der akzentuierte II. Herzton eine Begleiterscheinung der Aorteninsuffizienz. Hier vermag ein stark akzentuierter II. Aortenton gelegentlich einmal das anschließende diastolische Sofortgeräusch weitgehend zu verdecken (übertäuben), sofern dieses nur von geringer Intensität und kurzer Dauer ist.

Klingen des II. Herztons

Das Klingen des II. Herztons bedingt weniger eine Veränderung der Lautstärke als des Klangcharakters des II. Aortentons. Er fällt durch sein musikalisches Klingen besonders stark auf. Infolge dieser Klangfarbeneigenart erscheint der II. Ton dem Ohr irrtümlich auch meist lautstärker.

Der Befund eines klingenden II. Aortentons gibt einen bedeutsamen *Hinweis* auf das Vorliegen einer Aortensklerose. Vielfach hat dabei die Thorakalaorta eine aneurysmatische Erweiterung erfahren, heute meist auf sklerotischer und selten auf luischer Grundlage.

5.3.5.2 Abschwächung von Herztönen (Abb. 13)

Abschwächung beider Herztöne

Beide Herztöne können bei der Auskultation als abgeschwächt empfunden werden unter den folgenden Umständen:

a) Erschwerte Schallfortleitungsbedingungen,
b) Abschwächung der Kontraktionskraft des Herzens,
c) Aortenstenose.

Eine *Erschwerung der Schallfortleitungsbedingungen* findet sich bei starker Entwicklung der Muskulatur oder des Fettgewebes an der Brustwand. Ferner bei Ödem der Brustwand (Anasarka), besonders häufig aber bei vermehrtem Luftgehalt der Lunge infolge eines Lungenemphysems. Schließlich infolge Abdrängung des Herzens von der Thoraxwand durch einen Herzbeutelerguß oder in seltenen Fällen einmal durch eine Ummauerung des Herzens durch gut- oder bösartige Tumoren. Unter Berücksichtigung dieser Verhältnisse ist es verfehlt, allein aus der Intensitätsabschwächung beider Herztöne einen diagnostischen Schluß auf die Funktion des Herzens zu ziehen. Dies ist nur dann gestattet, wenn die Abschwächung innerhalb kurzer Zeit bei auskultatorischer Längsschnittbeobachtung bemerkt wird. Hier kann eine Abschwächung beider Herztöne auf eine Kontraktionsschwäche des Myokards hinweisen. Akut findet sich eine solche Veränderung während Infektionskrankheiten (z. B. virusbedingte, infektiös-toxische, rheumatische oder bakterielle Myokarditis); chronisch bei ausgedehnter hypoxisch-degenerativer Schädigung des Myokards vom Typ einer koronaren Herzkrankheit (Kardiosklerose) oder bei Kardiomyopathie.

Der Intensitätsrückgang des I. Herztons erklärt sich dabei umgekehrt wie bei Tonverstärkung infolge Muskelmassenzunahme bei einer Hypertrophie aus einer durch Verminderung der kontraktilen elastischen Elemente des Herzmuskels bewirkten

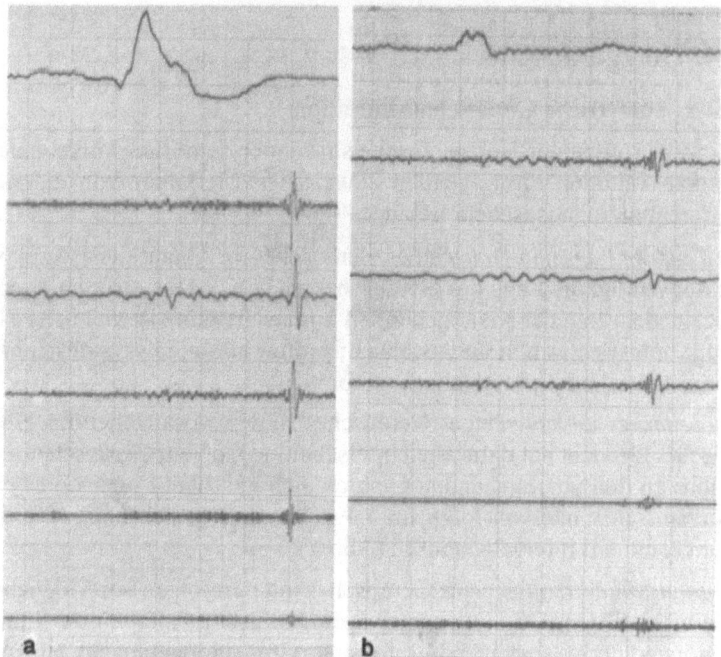

Abb. 13a, b. Abschwächung von Herztönen. **a** Abgeschwächter I. Herzton. **b** Abgeschwächter I. und II. Herzton

verringerten Schwingungsfähigkeit der Kammerwände. Die Abschwächung des
II. Tons ist eine Folge des schwächeren Rückpralls des Blutes in den bei verkleinertem Schlagvolumen schlechter gefüllten großen Gefäßen.
Die reine *Stenose der Aortenklappen* führt im Spätstadium zu einer Abschwächung
oder zu einem völligen Verlust des I. und II. Herztons. Der Intensitätsrückgang beruht v. a. auf einer Veränderung in der Frequenzzusammensetzung der Herztöne.
Die höheren Frequenzen gehen weitgehend zurück oder verschwinden sogar völlig.
Es verbleiben lediglich einige niederfrequente Schwingungen, die vom Ohr kaum
noch wahrgenommen werden.

Abschwächung des II. Herztons

Eine Abschwächung oder ein Fehlen des II. Herztons wird bei Klappenfehlern gefunden, bei denen während der Systole eine verringerte Blutmenge in eines der gro
ßen Gefäße befördert wird. Dies ist der Fall v. a. bei der Aortenstenose und bei der
Pulmonalstenose. Bei der Herzauskultation kann im übrigen ein mit großer Intensität einsetzendes diastolisches Geräusch für das auskultierende Ohr den II. Herzton
zeitweise oder ganz verdecken (im Sinne eines Täubungseffektes). Bei Extrasystolen ist der II. Herzton abgeschwächt, wenn der Extraschlag sehr frühzeitig einsetzt.
Er kann hierbei auch vollständig fehlen und damit auf die Tatsache einer Frühextrasystole bereits bei der Herzauskultation hinweisen. Die Ursache liegt in dem Vorgang einer frustranen Kontraktion, wobei die Abschwächung des II. Tons die Folge
einer Verkleinerung des extrasystolischen Schlagvolumens darstellt. Fehlt der II.
Ton völlig, so hat eine Blutförderung durch den Extraschlag überhaupt nicht stattgefunden.

5.4 Herzgeräusche

5.4.1 Analytische Geräuschauskultation

Für die Gruppe der Herzgeräusche sind unter dem Blickwinkel einer analytischen
Herzauskultation die folgenden akustischen Merkmale von diagnostischem und
differentialdiagnostischem Belang:

a) Zeitliche Lage und Dauer eines Geräusches im Ablauf der Herzaktion. Hierbei ist
es notwendig, die Lage des Geräusches nicht nur als systolisch oder diastolisch zu
bezeichnen. In einer weitergehenden Unterscheidung ist vielmehr exakt zu bestimmen: holosystolisch, holodiastolisch; proto-, meso-, telesystolisch bzw. proto-, mesodiastolisch oder präsystolisch (Abb. 5).

b) Zeitliches Verhalten eines Geräusches zu dem vorangehenden Herzton. Diagnostisches Gewicht hat dabei die Unterscheidung, ob ein Geräusch ohne Pause unmittelbar an den vorangehenden Herzton sich anschließt oder ob es erst nach einem
kurzen freien Intervall folgt. Im 1. Fall handelt es sich um ein Sofortgeräusch, in
dem 2. um ein Intervallgeräusch (Abb. 7).

c) Lautstärkeverhalten eines Geräusches mit den folgenden Möglichkeiten: Gleichbleibende Intensität (isodynames Bandgeräusch), Abfallen der Intensität (Decrescendogeräusch), ansteigende Intensität (Crescendogeräusch). Ein Austreibungsgeräusch schließlich ist durch einen gleichmäßigen Anstieg und Abfall der Lautstärke
während derselben Herzaktionsphase gekennzeichnet (Abb. 7).

d) Klangcharakter und Frequenzverhalten eines Geräusches. Die Ergebnisse der analytischen Herzauskultation haben gezeigt, daß diesen beiden Kriterien entgegen der bisherigen Einschätzung in ihrem diagnostischen Wert eine untergeordnete Bedeutung zukommt. Unter den mannigfachen Möglichkeiten sind die folgenden die häufigsten: musikalische Geräusche, die durch eine gleichbleibende Frequenzhöhe sich auszeichnen und daher nach ihrer Tonhöhe bestimmt werden können. Rauhkratzende Geräusche, die ihren auffallenden Klangcharakter den fortgesetzten und beträchtlichen Schwankungen der Frequenzhöhe sowie der Lautstärke verdanken. Der Eindruck eines gießenden Geräusches schließlich wird erweckt durch einen gleichmäßigen Abfall der Lautstärke bei überwiegend hohem Frequenzgehalt.

e) Maximalpunkt und Fortleitung eines Geräusches dagegen sind für die Artbestimmung eines Ventildefekts sowie für seine Abgrenzung gegenüber den im Geräuscheindruck ähnlichen Befunden bei andersartigen Herzfehlern unter Berücksichtigung der übrigen Kriterien oft von ausschlaggebender Bedeutung. Bei der Bezeichnung eines Maximalpunktes folgen wir der mit den Auskultationspunkten S_1–S_6 bezeichneten Einteilung (vgl. Abb. 9). Für die Fortleitung eines Geräusches ist v.a. auf die Halsarterien, die linke Achselhöhle, den epigastrischen Winkel sowie auf die Gegend zwischen den Schulterblättern zu achten.

Die Zugrundelegung und Beachtung dieser 5 Kriterien und ihre gegenseitige Abwägung im Sinne der *analytischen Auskultation* wird für die weitaus überwiegende Mehrheit der Herzgeräusche eine zutreffende Erfassung des zugrundeliegenden Klappendefekts ermöglichen.

Nach einem überkommenen Brauch wird die Lehre der Herzauskultation in der Regel nach der Systematik der Herzklappenfehler dargestellt. Nacheinander werden möglichst vollständig alle etwa vorkommenden Schallphänomene bei der Mitralinsuffizienz, bei der Mitralstenose, bei der Aortenklappeninsuffizienz, bei der Aortenklappenstenose usw. abgehandelt. Der *Situation in der Sprechstunde* scheint es uns aus didaktischen Gründen jedoch näher zu kommen, das auskultatorische Programm nicht nach Diagnosen, sondern nach der *Art und dem Ort des Hörbefundes* aufzugliedern. Aus dieser Sicht sind den Herzgeräuschen die Extratöne gegenüberzustellen und diesen wieder die Intensitätsänderungen der Herztöne.

Für die richtige Erfassung und Abgrenzung der Herzgeräusche ist von ausschlaggebender Bedeutung die *Feststellung des Maximalpunktes,* d.h. derjenigen Auskultationsstelle, über welcher das Geräusch die größte Lautstärke erreicht. Die weitergehende Differenzierung hat dann die zeitliche Lage und Dauer eines Geräusches im Ablauf der gesamten Herzaktion zu berücksichtigen sowie das zeitliche Verhalten eines Geräusches zu dem vorangehenden Herzton.

Sofortgeräusche beginnen im unmittelbaren Anschluß an den vorangehenden Herzton oder auch schon während des Tons. Bei erheblicher Lautstärke kann das Geräusch infolge seines frühen Einfalles den vorangehenden Ton so weitgehend verdecken, daß dieser zu fehlen scheint. Beim Abhören von einem anderen Auskultationspunkt, der von der Stelle des Geräuschmaximums entfernt liegt, wird der scheinbar fehlende Ton dann deutlich.

Intervallgeräusche beginnen dagegen erst nach einer kurzen, jedoch auch mit dem Ohr meist deutlich wahrnehmbaren Pause zu dem vorangehenden Herzton. Sie beträgt 0,02–0,08 s und ist im gegebenen Falle jeweils konstant. Da dieses Intervall eine akustische Verdeckung des vorangehenden Herztons verhindert, bleibt dieser stets als ein für sich abgesetzter Schalleindruck erhalten.

Bei einem Austreibungsgeräusch vollzieht sich während derselben Herzaktionsphase ein gleichmäßiges Ansteigen und Abfallen der Geräuschintensität, deren Maximum in der Regel ziemlich genau in der Mitte zwischen An- und Abstieg liegt. Ein solches spindelförmiges Austreibungsgeräusch bildet sich stets dann, wenn ein Herzabschnitt den Inhalt seiner Höhle durch eine Öffnung mit verengtem Lumen unter starkem Druck hinausbefördern muß.

Mehrfachgeräusche entstehen dann, wenn während derselben Herzaktionsphase 2 oder mehrere Geräusche vorkommen, die sich infolge abweichenden Frequenz- oder Amplitudenverhaltens an ihrem unterschiedlichen Klangcharakter auch auskultatorisch voneinander abgrenzen lassen.

Als kontinuierliches *Zweiphasengeräusch* bezeichnen wir schließlich ein zusammenhängendes, über die Aktionsphase der Systole hinaus sich bis in die Diastole kontinuierlich erstreckendes Geräusch. Es setzt mit einem Intervall von 0,05–0,10 s nach dem I.Ton ein, beginnt mit gleichmäßigem und ziemlich steilem Crescendo und erreicht das Maximum in dem meist verdeckten und oft breit gespaltenen II.Ton. Ohne Unterbrechung setzt es sich dann unter gleichmäßigem und meist länger dauerndem Decrescendo in die Diastole hinein fort.

5.4.2 Systolische Geräusche (Abb. 14)

Systolische Geräusche mit Maximalpunkt über S_3 (Auskultationsstelle der Aorta)

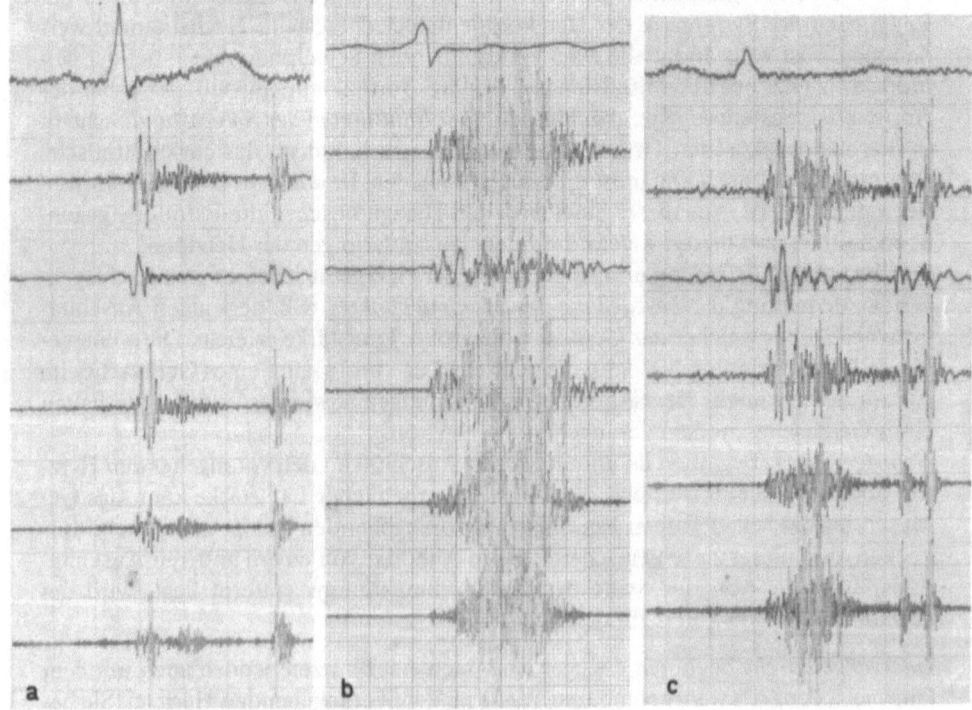

Abb. 14a–c. Unterschrift s. gegenüberliegende Seite

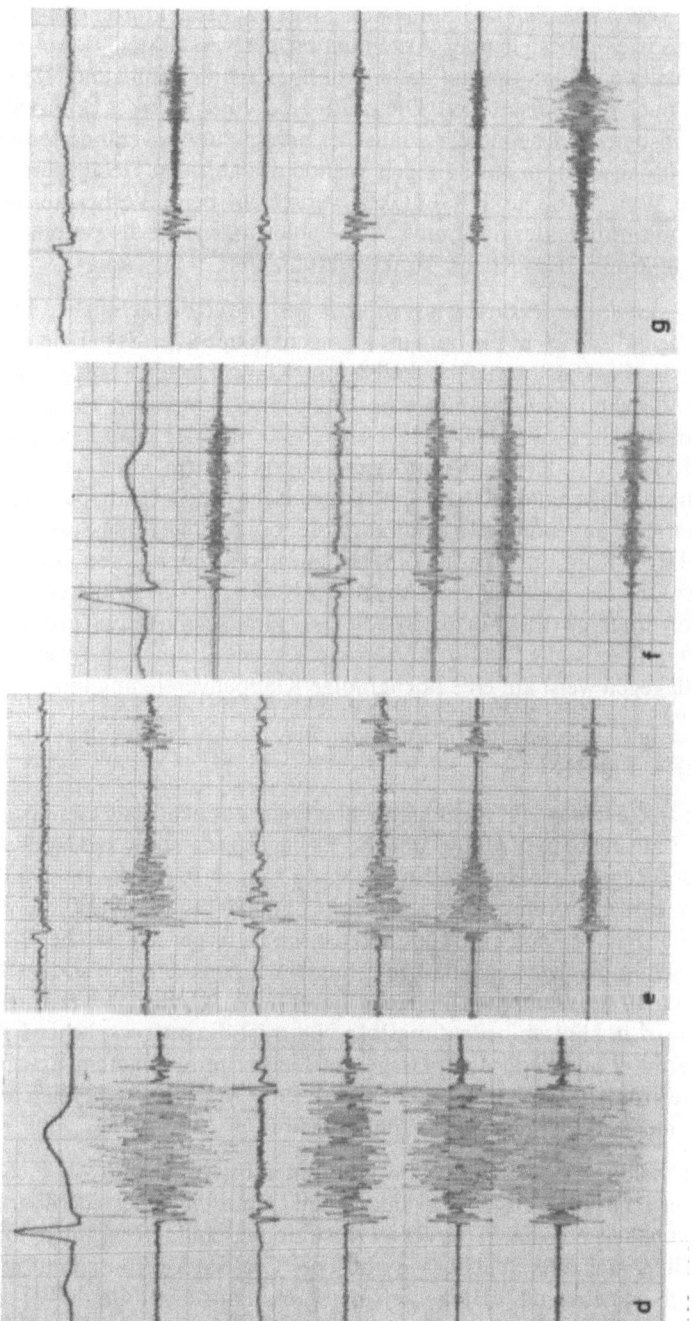

Abb. 14d–g.
d Kammerseptumdefekt. **e** Mitralinsuffizienz Typ I. **f** Mitralinsuffizienz Typ II. **g** Mitralinsuffizienz Typ III (Mitralsegelprolapssyndrom)

◁ **Abb. 14a–c.** Systolische Herzgeräusche. **a** Aortensklerose. **b** Aortenklappenstenose. **c** Vorhofseptumdefekt.

a) Das *systolische Sofortgeräusch* von meist rauhem, kratzenden Klangcharakter und gleichzeitig bestehender Akzentuation des verstärkten II. Aortentons. In der Regel bleibt das Geräusch auf den Fokus über S_3 beschränkt und erfährt keine Fortleitung nach den Halsarterien. Dieser für eine *Aortensklerose* kennzeichnende Auskultationsbefund des Sklerosegeräusches beruht auf der veränderten Schwingungsfähigkeit der atheromatös-kalkigen Wände des aortalen Gefäßrohres sowie seiner Klappe. Ihre Starre und Rauhigkeit verursacht beim Vorbeistreichen des Blutstroms mit turbulenter Strömung Wirbelablösungen, die als systolisches Geräusch von rauh-kratzendem Klangcharakter imponieren.

b) *Das systolische Austreibungsgeräusch* von meist beträchtlicher Lautstärke und überwiegend scharfem bis rauhem Klangcharakter über S_3 bei gleichzeitiger Fortleitung in die Halsarterien. Lokalisation, Klangcharakter sowie Geräuschfortleitung sind richtunggebend für die Annahme einer *Aortenklappenstenose.* Bei den endokarditischen sowie bei den angeborenen Formen des Klappendefekts fehlt der I. und II. Herzton oder er ist mindestens abgeschwächt. Eine Akzentuation des II. Aortentons dagegen deutet auf eine sklerotische Stenoseform bei älteren Patienten oder auf eine angeborene Infundibulumstenose oder auf eine Subaortenstenose bei obstruktiver Kardiomyopathie hin. Bei aufmerksamem Hören kommt auch schon für das Ohr das gleichmäßige An- und Abschwellen des Austreibungsgeräusches zum Ausdruck. Je früher in der Systole das Geräuschmaximum erreicht wird, um so geringgradiger ist die Stenose. Ein erst spät in der Systole liegendes Geräuschmaximum dagegen weist auf eine hochgradige Klappenverengung hin.

Systolische Geräusche mit Maximalpunkt über S_4 (Auskultationsstelle der Pulmonalarterie)

a) Das sog. *akzidentelle,* nicht klappenbedingte endokardiale Geräusch erreicht die größte Lautstärke in der Regel über S_4. Es liegt stets systolisch. Dem I. Herzton folgt es in der Regel nach einer, wenn auch sehr kurzen Pause als Intervallgeräusch. Es erreicht eine meist nur geringe Lautstärke und hält nur für eine kurze, auf die Protosystole begrenzte Dauer an. Charakteristisch ist ferner der weiche Klangcharakter. Nicht selten machen regelmäßige Sinusschwingungen das akzidentelle Geräusch durch einen musikalischen Beiklang besonders auffällig. Beweisend für die akzidentelle, d.h. klinisch bedeutungslose Natur ist die ausgesprochene Abhängigkeit des Geräusches von der Körperlage. Im Liegen und bei tiefem Exspirium erreicht es seine größte Intensität. Im Stehen dagegen verliert es so erheblich an Lautstärke, daß es meist kaum noch wahrnehmbar bleibt.

b) Ein systolisches Geräusch von konstanter Intensität und zugleich meist etwas größerer Lautstärke als beim akzidentellen Geräusch findet sich über S_4 beim *Vorhofseptumdefekt.* Es hat in der Regel Austreibungscharakter, kann jedoch in selteneren Fällen auch einmal als spätsystolisches Crescendogeräusch auftreten. Charakteristisch ist neben der mäßigen bis mittleren Lautstärke (Grad 1–3) die Unabhängigkeit des Geräusches von der Körperlage. Es wird sowohl im Liegen wie im Sitzen wie im Stehen in der gleichen Weise auskultiert. Weiterhin unterscheidet es sich von dem akzidentellen Geräusch durch die Fortleitungstendenz zur linken Achselhöhle sowie durch eine meist vorhandene breite Spaltung bzw. Doppelung des II. Herztons, die als konstanter Befund unabhängig von der Atmung bleibt. Rechtfertigt dieser Auskultationsbefund die Vermutung eines Vorhofseptumdefekts, so entscheidet das EKG über die weitere Unterteilung in den Sekundumtyp (rechtstypisches EKG bzw. Rechtsschenkelblock) und in den Primumtyp (linkstypisches EKG bzw. linksanteriorer Hemiblock mit Rechtsschenkelblock).

c) Eine noch größere Lautstärke bei eindeutigem Austreibungscharakter und meist scharfem bis rauhem Klangcharakter ist charakteristisch für das systolische Austreibungsgeräusch der *Pulmonalstenose,* das ebenfalls über S_4 das Maximum seiner Intensitätsausbildung entwickelt. Hier besteht in der Regel keine Fortleitungstendenz. Dagegen ist auch dieses Geräusch in seiner Lautstärke unabhängig von der Körperhaltung. Es hat annähernd die gleiche Intensität sowohl im Liegen wie im Sitzen wie im Stehen.

Systolische Geräusche mit Maximalpunkt über S_5 und entlang dem linken Sternalrand

a) Hier finden sich die lautesten systolischen Geräusche mit einer Intensität bis zum Stärkegrad 6. Sie haben in der Regel eine holosystolische Ausweitung. Sofortiger Beginn mit dem I. Ton bei ebenfalls schon im I. Ton erreichter größter Lautstärke und Anhalten dieser Lautstärke unverändert bis zum II. Ton hin ist charakteristisch für das pansystolische Geräusch beim *Ventrikelseptumdefekt.*

b) Läßt sich bei dieser Lokalisation ein 2phasiges Geräusch feststellen, so deutet dies häufig auf eine gleichzeitige Kombination mit einer Pulmonalstenose im Sinne der *Fallot-Tetralogie* hin. Bei diesem holosystolischen Doppelgeräusch zeigt der 1. Anteil einen mittleren Frequenzgehalt von großer Amplitude, während der 2. hochfrequente Anteil eine geringere Stärke erreicht.

Systolische Geräusche mit Maximalpunkt über S_2 (Herzspitze)

Je nach dem Ausmaß des Ventildefekts kann das Maximum des Geräusches einmal mehr in Richtung zu dem Auskultationspunkt S_1 (absolute Herzdämpfung), ein andermal mehr zur vorderen Axillarlinie hin verschoben sein.

a) Ein systolisches Sofortgeräusch mit Anschluß unmittelbar an den vorausgehenden Herzton, mit dem es oft zusammenfällt, bei ausgesprochenem Decrescendocharakter gibt den auskultatorischen Hinweis auf eine *Mitralinsuffizienz Typ I.* Das systolische Geräusch zeigt einen mehr oder weniger raschen Abfall der Lautstärke und endet spätestens im letzten Drittel der Systole, d.h. also stets vor dem Einfall des meist betonten II. Herztons. Der I. Herzton ist in normaler Intensität vorhanden. Er wird bei der Auskultation durch das in der Regel stark einsetzende Sofortgeräusch jedoch vielfach verdeckt. Diesem Typ I der Mitralinsuffizienz entsprechen die hämodynamisch weniger schwerwiegenden Klappendefekte: „Je steiler das Decrescendo des systolischen Geräusches, desto leichter ist der Fehler" (Holldack).

b) Behält das systolische Geräusch über S_2 seine Lautstärke mit gleicher Intensität während seines gesamten Verlaufs und dauert es holosystolisch bis zum II. Herzton hin, so deutet dieser Auskultationsbefund auf das Vorliegen einer höhergradigen *Mitralinsuffizienz vom Typ II* hin. Das Bandgeräusch beginnt ebenfalls als Sofortgeräusch unmittelbar zur Zeit des I. Herztons. Es setzt sich mit einer während der gesamten Systole gleichbleibenden Lautstärke bis zum II. Ton fort und findet erst mit dessen Einfall unvermittelt seinen Abschluß. Das Geräusch zeichnet sich meist durch einen scharfen, schabenden Klangcharakter aus, der durch die Beimischung hoher Obertöne verursacht wird. Der I. Herzton tritt meist durch eine Abschwächung zurück. Dieser Geräuschbefund rechtfertigt schon bei der Auskultation die Annahme einer höhergradigen Klappeninsuffizienz, sofern nicht eine noch floride Endokarditis vorliegt: „Je länger das systolische Geräusch und je schwächer der I. Herzton, desto höhergradig ist der Fehler" (Holldack).

c) Ein spätsystolisches Intervallgeräusch von Crescendocharakter über S_2 weist auf den *Typ III der Mitralinsuffizienz* hin. Im Anschluß an einen oft betonten I. Herzton setzt, durch eine deutliche Pause von diesem getrennt, ein meist scharf-klingendes Geräusch ein, das nach raschem und gleichmäßigem Anstieg der Lautstärke jäh mit dem Einfall des II. Herztons endigt. In dem spätsystolischen Crescendo ähnelt dieses Geräusch dem gelegentlich beim Vorhofseptumdefekt vorkommenden spätsystolischen Crescendogeräusch. Der Unterschied liegt jedoch in der abweichenden Lokalisation des Maximalpunkts. Wegen seines Intervallcharakters wird diese Geräuschform oft irrtümlich als diastolisch gelegen angenommen. Dieser Geräuschtyp weist hin auf einen *Mitralsegelprolaps,* entweder bei abnorm verlängerten Sehnenfäden oder als Folge einer Papillarmuskeldysfunktion. Die Papillarmuskeln der linken Kammer sind infolge einer Schädigung ihrer myokardialen Substanz, etwa durch Myokarditis oder Koronarinfarkt, in ihrer Kontraktionsfähigkeit so weit beeinträchtigt, daß sie dem gegen Ende der Systole sich verstärkenden Ventrikeldruck nicht mehr standhalten. Die Folge ist ein Nachgeben der Mitralklappen, die während der Spätsystole zunehmend nach dem linken Vorhof hin ausweichen und schließlich infolge Dehiszenz zu einer Mitralinsuffizienz mit Rückfluß von Blut aus dem linken Ventrikel in den linken Vorhof führen.

d) Über S_2, ebenso auch über S_1 und unter Umständen schon über S_5 begegnet man in seltenen Fällen einem systolischen Geräusch von so eigenartigem Klangcharakter, daß es allein durch diese Kennzeichnung als pathognomonisch angesehen werden darf. In unregelmäßigen Abständen, meist wahllos in den Grundrhythmus eingestreut, fällt dieses systolische Intervallgeräusch durch seinen ausgesprochen scharf-kratzenden, dabei zugleich musikalisch-juchzenden Klangcharakter auf. Meist liegt dieser Geräuschbildung die Anwesenheit von *flottierenden Thromben* oder *gestielten Myxomen* in einer Herzhöhle zugrunde.

5.4.3 Diastolische Geräusche (Abb. 15)

Diastolische Geräusche über S_3
a) Das diastolische Sofortgeräusch über dem Auskultationspunkt der Aorta (S_3) ist wegweisend für die Diagnose der *Aorteninsuffizienz*. Es schließt sich ohne Intervall unmittelbar an den II. Herzton an, der häufig verstärkt-akzentuiert gefunden wird. Bezeichnend ist der meist gießende Klangcharakter des Geräusches. Er erklärt sich aus einem mehr oder weniger weit in die Diastole hin langgezogen sich erstreckendes, sehr gleichmäßiges Decrescendo geringer Lautstärke bei vorherrschend hohen Frequenzen.

b) Das neben diesem pathognomonisch-diastolischen Hauptgeräusch ebenfalls über S_3 häufig vorhandene *systolische Begleitgeräusch* zeichnet sich durch einen

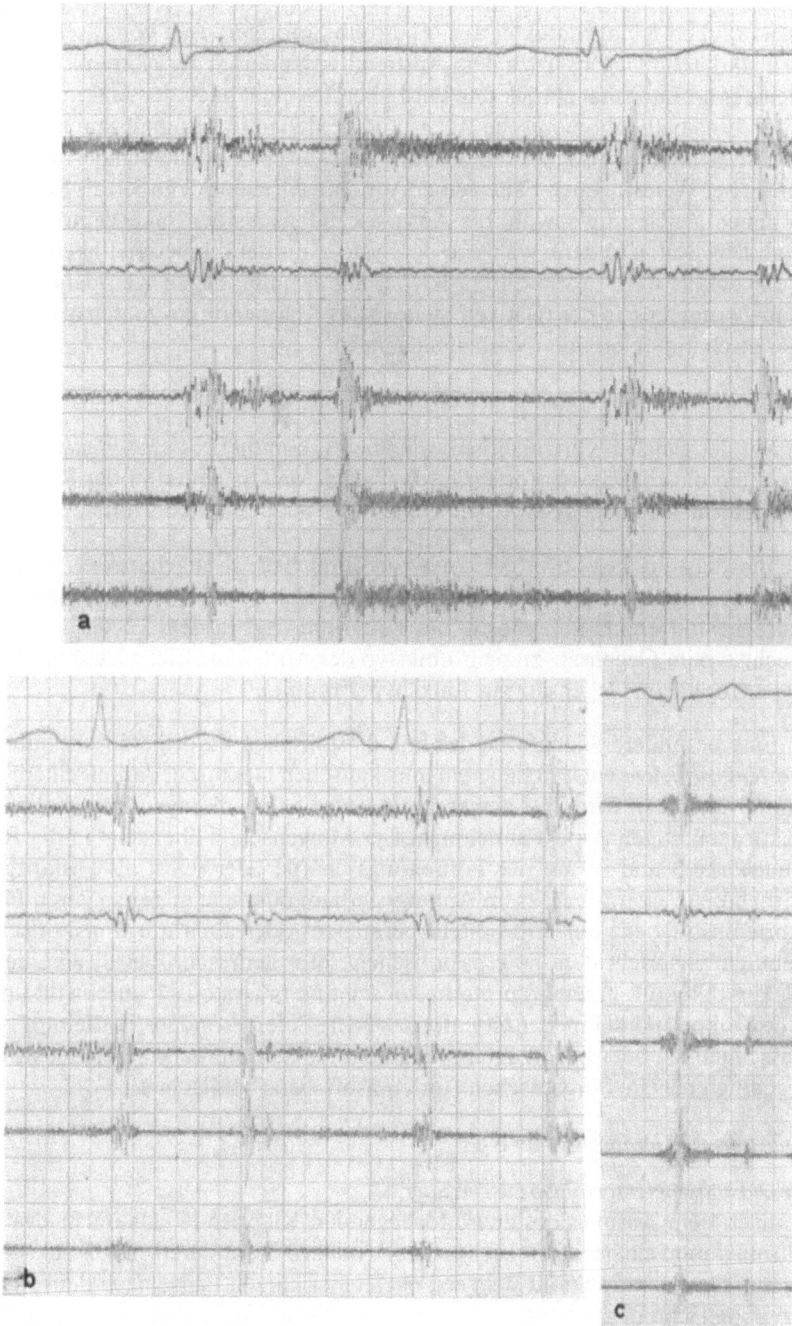

Abb. 15 a–c. Diastolische Herzgeräusche. **a** Aortenklappeninsuffizienz. **b** Mitralstenose. **c** Präsystolisches Crescendogeräusch bei Mitralstenose

meist rauhen Klangcharakter aus. Es ist ein Sofortgeräusch von rasch abfallender Lautstärke. Im Gegensatz zu dem Austreibungsgeräusch der Aortenklappenstenose bleibt es an Intensität zurück und wird überdies nicht nach den Halsarterien fortgeleitet. Eine pathognomonische eigenständige Bedeutung kommt ihm nicht zu. Man erklärt es mit der Tatsache, daß der Ring der Aortenklappen auch bei normaler anatomischer Weite in jenen Fällen einer Aorteninsuffizienz dennoch als Stenose wirkt, in denen gleichzeitig sowohl die Aorta ascendens als der linke Ventrikel erweitert sind. Das Blut wird dann während der Systole aus der dilatierten linken Kammer in die ebenfalls weite Aorta durch den verhältnismäßig engen Klappenring gepreßt. Dabei kommt es an der relativen Stenose des Klappenringes zu den als systolisches Geräusch imponierenden Wirbelablösungen.

Diastolische Sofortgeräusche über S_5

a) Mit der gleichen Charakteristik wie über S_3 kommt bei der *Aortenklappeninsuffizienz* ein diastolisches Sofortgeräusch über S_5 vor. Es deutet in der Regel auf eine endokarditische oder sklerotische Genese des Klappenfehlers hin.

b) Ein diastolisches Sofortgeräusch von ähnlichem Klangcharakter, jedoch meist längerer Dauer und größerer Intensität, findet sich bei der *Pulmonalinsuffizienz*. Ein einfaches differential-diagnostisches Kriterium liegt in dem EKG, das hier einen Rechtstyp im Gegensatz zu dem Linkstyp der Aorteninsuffizienz aufweist (Rechtshypertrophie im Gegensatz zur Linkshypertrophie).

c) Eine besondere Klangfarbe des holodiastolischen Sofortgeräusches über S_5 bei *Aorteninsuffizienz* entspricht einem musikalischen Geräusch, das mit einem *Möwenschrei* verglichen wird und dessen periodische Schwankungen im Schallbild einen akkordeonartigen Aspekt annehmen. Der Möwenschrei übersteigt in der Regel die Lautstärke 3 und ist auf der Fortleitungsschärpe oder selbst als Distanzgeräusch vernehmbar. Er tritt bereits im Anfangsstadium oder erst in der späteren Phase der Aorteninsuffizienz auf und besteht permanent oder auch nur transitorisch. Gelegentlich entspricht dem holodiastolischen Sofortgeräusch über S_5 eine besondere Geräuschkontur, indem es protodiastolisch und präsystolisch anschwillt und somit eine Doppelspindel in Lanzettenform bildet. Eine besondere Fortleitung, die sich ausschließlich oder bevorzugt entlang dem rechten Sternalrand erstreckt, wird gelegentlich bei einer organischen Aorteninsuffizienz beobachtet.

Diastolische Geräusche über S_2

a) *Diastolische Intervallgeräusche über S_2*
Je nach dem Ausmaß des zugrundeliegenden Klappendefekts reicht das Intensitätsmaximum einerseits bis zur vorderen Axillarlinie, andererseits bis zur Stelle über S_1 hin. Das Geräusch fällt stets erst nach einer kurzen Pause nach dem II. Herzton bzw. sogleich oder mit Intervall nach dem Mitralöffnungston ein. In diesem Intervallcharakter sowie durch die Lokalisation des Maximalpunkts über S_2 unterscheidet es sich von dem diastolischen Sofortgeräusch der Aorteninsuffizienz und gilt als pathognomonisch für eine *Mitralstenose*. Im übrigen kehrt es wie dieses mit einem ziemlich gleichmäßigen Decrescendo mehr oder weniger rasch zur Ruhelage zurück. Es hat jedoch meist einen weichen, mehr hauchenden Klangcharakter.

b) *Spätsystolische (präsystolische) Intervallgeräusche über S_2*

Das Geräusch setzt in Abhängigkeit von der Schlagfrequenz mehr oder weniger spät in der Diastole ein und erhebt sich mit schnell ansteigender Lautstärke in der Präsystole, bis es von dem folgenden I. Herzton jäh beendet wird. Dieser I. Herzton erscheint in der Regel besonders laut und paukend. Dieses für eine *Mitralstenose* beweisende präsystolische Geräusch stellt nach Entstehung und Schallbild ein diastolisches Austreibungsgeräusch dar. Es bildet sich am Ende der Diastole während der Auspressung des Blutes aus dem linken Vorhof durch den verengten Mitralklappenring in die linke Kammer. Bei normaler Dauer der AV-Überleitung gelangt das Geräusch nur in seinem Anfangsteil zur Ausbildung und wird als der bekannte präsystolische Schnapp mit paukendem I. Herzton hörbar. Ermöglicht aber eine Verlängerung der AV-Überleitungszeit die volle Entfaltung dieses Geräusches, so stellt es sich dem Ohr und v.a. in der Schallschreibung als spindelförmiges präsystolisches Geräusch dar, das noch vor dem Einfall des folgenden 1. Tons wieder abgeklungen ist. Da seine Entstehung an eine geordnete Vorhofkontraktion gebunden ist, kann es nur bei regelmäßigem Sinusrhythmus gebildet werden. Bei Vorhofflimmern muß es dagegen stets fehlen entsprechend dem alten Lehrsatz: „Vorhofflimmern und präsystolisches Geräusch schließen einander aus."

Systolisch-diastolisch kontinuierliche Geräusche

a) Ein kontinuierliches systolisch-diastolisches Zweiphasengeräusch ist, wenn es über dem Herzen wahrgenommen wird, ein pathognomonischer Hinweis auf das Bestehen eines *offenen Ductus arteriosus Botalli*. Der Maximalpunkt des kontinuierlich über Systole und Diastole sich hinziehenden Geräusches, das auch als Maschinengeräusch bezeichnet wird, liegt über S_4. Es beginnt als Intervallgeräusch mit breitem Abstand nach dem I. Herzton, steigt dann in steilem Crescendo zu dem meist betonten und vielfach auch breit gespaltenen II. Herzton an. Nachdem es hier die größte Lautstärke erreicht hat, geht es ohne Unterbrechung in das diastolische Sofortgeräusch über, das in einem etwas flacheren Decrescendo und daher mit ein wenig längerer Dauer etwa im dritten Drittel der Diastole endet. Das diastolisch ausklingende Geräusch hat gelegentlich echoartigen Klangcharakter. In selteneren Fällen kann sich das Geräusch auf die Systole als spätsystolisches Crescendogeräusch bei offenem Ductus arteriosus Botalli beschränken oder auch ganz fehlen, wenn der persistierende Ductus ungewöhnlich lang und eng ist oder wenn er eine weite und dabei nur kurze Fistel bildet. Charakteristisch ist eine meist weniger deutlich mit dem Ohr als im Schallbild nachweisbare breite Spaltung des II. Herztons.

b) Das *perikardiale Reibegeräusch* der trockenen Herzbeutelentzündung, dem wir v.a. beim Vorderwandinfarkt des Herzens sowie bei einer virogenen oder rheumatischen oder auch urämischen *Perikarditis* begegnen, zeichnet sich als einziger Geräuschbefund am Herzen durch seinen ohrnahen und zugleich rauh-kratzenden oder schabenden Klangcharakter aus. In der Regel tritt es in fester zeitlicher Bindung zu den Herzaktionsphasen auf. So etwa als ein 3- oder 4teiliger, über Systole und Diastole in fixer Bindung verteilter Rhythmus. Das Geräusch ist in seiner Intensität wechselnd mit der Atemphase. Es wird leiser bei Inspiration, um während des Exspiriums wieder deutlicher zu werden. Zum weiteren Unterschied von Geräuschen endokardialen Ursprungs hat das perikardial entstehende Reibegeräusch einen auffallend hellen Klangcharakter.

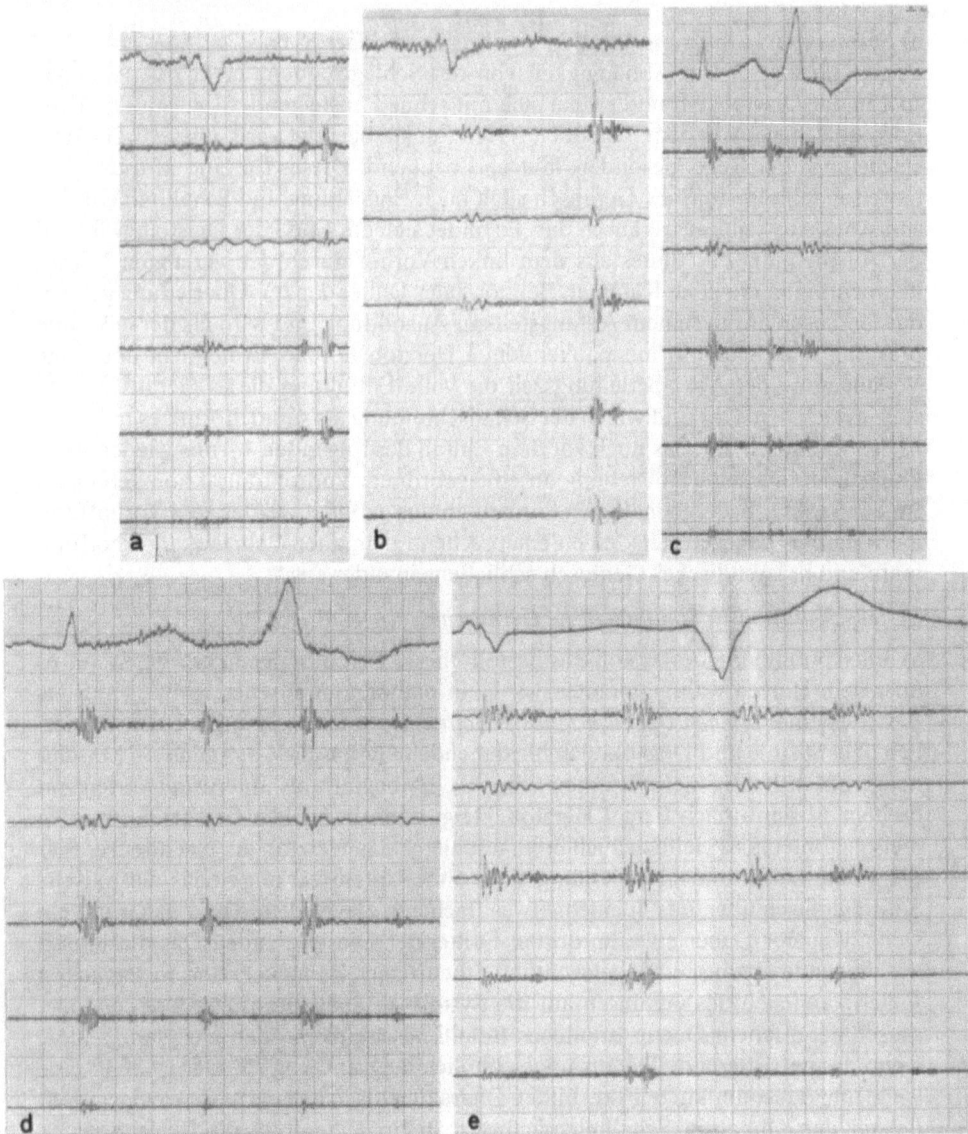

Abb. 16a–e. Auskultationsbefunde bei Herzrhythmusstörungen. **a** Linksschenkelblock: Breite Spaltung des II. Herztons (II_P–II_A). **b** Rechtsschenkelblock: Breite Spaltung des II. Herztons (II_A–II_P). **c** Frühextrasystole: Fehlen des II. Herztons. **d** Kammerextrasystole: Breite Spaltung des I. und II. Herztons. **e** Kammerextrasystole: Vorverlegung des II. Herztons

5.5 Herzrhythmusstörungen (vgl. Abb. 16)

Eine umfassende und maximal zuverlässige Diagnostik der Herzrhythmusstörungen erfolgt heute durch die elektrokardiographische Untersuchung unter Einbeziehung der Langzeitregistrierung des Herzrhythmus sowie der telemetrischen Aufzeichnung der Herztätigkeit unter Ruhe- und Belastungsbedingungen. Dennoch kommt der Herzauskultation unverändert eine Bedeutung als primärdiagnostischem Verfahren zu, indem sie häufig erste Hinweise auf das Bestehen einer Arrhythmie gibt. Dies gilt insbesondere für die folgenden Formen einer Rhythmusstörung des Herzens, die nach ihrem Vorkommen zugleich die häufigsten in der täglichen Praxis darstellen.

Respiratorische Arrhythmie: Atmungsabhängige Frequenzschwankungen der Herztätigkeit mit inspiratorischer Beschleunigung und exspiratorischer Verlangsamung der Frequenz als physiologischer Befund im Kindes- und Jugendalter.

Extrasystolen: Die Herzauskultation gestattet die Erkennung von Extrasystolen an der Vorzeitigkeit ihres Einfalls im Vergleich zu dem Grundrhythmus. Darüber hinaus ermöglicht sie die Einordnung als interponierte Extrasystolen, als Extrasystolen ohne oder mit kompensierender Pause. Früher Einfall und Fehlen des II. Herztons der Extrasystole entlarvt sie bereits auskultatorisch als Frühextrasystolen (im EKG als R-auf-T-Phänomen bezeichnet). Schließlich lassen sich auch bereits mit der auskultatorischen Methode Vorhofextrasystolen mit unverändertem I. und II. Herzton von Kammerextrasystolen mit einer breiten Spaltung des I. und II. Herztons unterscheiden (vgl. Abb. 16).

Vorhofflimmern gibt sich häufig schon für das Ohr an einer absolut unregelmäßigen Aufeinanderfolge der Herzaktionen zu erkennen, im Sinne einer absoluten Kammerarrhythmie durch Vorhofflimmern. Liegt die Kammerfrequenz über 100/min, dann handelt es sich um eine tachykarde Form, bei Frequenzen unter 50/min dagegen um eine bradykarde Form.

Vorhofflattern ist auskultatorisch nur dann feststellbar, wenn bei wechselnder Überleitung eine absolute Arrhythmie besteht. Häufig fällt der I. Herzton durch seine konstante Betonung auf.

AV-Leitungsstörungen I. Grades geben sich dem Ohr dann zu erkennen, wenn die Verzögerung der Erregungsüberleitung zwischen Vorhof und Kammer so beträchtlich ist, daß die Aktion des Vorhofs als IV. Herzton (Vorhofton) hörbar wird im Sinne eines präsystolischen Galopprhythmus.

AV-Leitungsstörungen II. Grades vom Typ Mobitz II können an der durch sie verursachten bradykarden Frequenz des Herzrhythmus vermutet werden ebenso wie die permanente Form einer *SA-Blockierung.*

AV-Leitungsstörungen III. Grades fallen durch die wechselnde Intensität des I. Herztons auf. Er imponiert ebenso gelegentlich als normal wie als abnorm leise oder als abnorm laut im Sinne eines Kanonentons.

6 Gefäßauskultation

6.1 Arterien

Bei einer meist durch arteriosklerotische Veränderungen bedingten Gefäßstenose kommt es zu Wirbelbildungen, die als systolisches Geräusch imponieren (Abb. 17). Prädilektionsstellen für solche systolischen Gefäßgeräusche im Arterienbereich sind die Karotiden, die Femoralarterien in der Leistenbeuge, seltener die Bauchaorta oder die Iliacaarterien. Noch seltener findet sich ein systolisches Stenosegeräusch über den Nierenarterien bei einer Stenose mit Auskultationspunkt bds. im Oberbauch oder in den Flanken.

Über einer *hyperthyreotischen Halsstruma* hört man als akustischen Hinweis auf die Funktionssteigerung der Schilddrüse ein systolisches, häufiger noch ein systolisch-diastolisch kontinuierliches Zweiphasengeräusch, analog dem Ductus Botalli (Abb. 17). Es entsteht durch die in der Struma gebildeten arterio-venösen Anastomosen. Mit Rückgang der hyperthyreotischen Stoffwechsellage nimmt auch das Geräusch an Intensität ab, um schließlich ganz zu verschwinden.

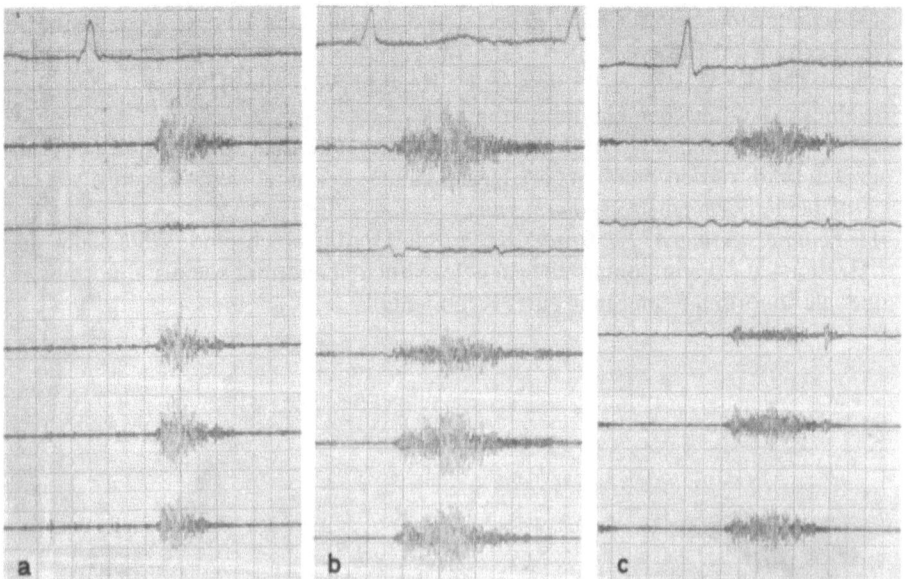

Abb. 17 a–c. Gefäßgeräusche. **a** Stenosegeräusch A. femoralis. **b** Transsystolisches Strumageräusch bei Hyperthyreose. **c** Stenosegeräusch der A. carotis

6.2 Venen

Im *venösen Bereich* imponiert bei Auskultation in der Jugulargrube ein als *Nonnensausen* bezeichnetes Gefäßgeräusch. Ähnlich dem Surren eines Brummkreisels (Nona) hört es sich an als ein nicht kontinuierliches Summen und Brummen und Rauschen über der rechten Supraklavikulargrube. Die *Entstehung* dieses Venengeräusches erfolgt extrakardial während der Phase eines beschleunigten venösen Rückflusses am Zusammenfluß der Jugularvenen im Bulbus jugularis. Pathologische Bedeutung kommt dem Nonnensausen nur bei kompletter Pulmonalvenentransposition mit supradiaphragmaler Einmündung des Truncus venosus zu. Hier ist es jedoch im Gegensatz zu dem physiologischen Nonnensausen konstant und nicht durch die Atmung veränderlich.

7 Lungenauskultation

Für die kardiologische Diagnostik in der Sprechstunde ist die Lungenauskultation unverzichtbar. In der Regel genügt allerdings eine Beschränkung auf die Dorsalauskultation der Lungen in In- und Exspiration.

Eine *Abschwächung* des normalen Vesikuläratmens deutet bei diffuser Ausbreitung auf das Bestehen eines Lungenemphysems hin mit der möglichen Konsequenz der Ausbildung eines chronischen Cor pulmonale infolge chronischer Druckbelastung des rechten Ventrikels. Bei partieller Ausbildung ist eine derartige Abschwächung des Auskultationsbefundes im Rahmen der kardiologischen Diagnostik möglicherweise Hinweis auf einen kardiogenen Pleuraerguß im Sinne eines Stauungstranssudates mit bevorzugter Ausbildung im rechten Pleuraraum.

Exspiratorische Spastik mit Giemen, Pfeifen, Brummen während der Ausatmung ist ein Zeichen für das Bestehen einer spastisch-asthmatoiden Bronchitis.

Inspiratorische Rasselgeräusche symmetrisch beiderseits, zunächst basal, geben den auskultatorischen Hinweis auf die Entwicklung einer Linksinsuffizienz des Herzens mit kardiogener Lungenstauung, z. B. im Initialstadium eines Herzinfarktes, bei Hypertonie, koronarer Herzkrankheit, organischen Herzklappenfehlern, Myokarditis, Kardiomyopathie u. ä.

Inspiratorische Rasselgeräusche mit einseitiger und umschriebener Lokalisation deuten bei sonst normalem Lungenauskultationsbefund mit regelrechtem Vesikuläratmen von normaler Lautstärke und bei gleichzeitig womöglich erhöhter Temperatur und Bronchialatmen auf eine Bronchopneumonie hin, bei Herzkranken häufig im Sinne einer Stauungsbronchopneumonie bei Linksinsuffizienz des Herzens. Ist das Atemgeräusch zugleich diffus über allen Lungenabschnitten abgeschwächt, so sind diese ohrfernen kleinblasigen Rasselgeräusche häufig Ausdruck einer Bronchiektasenbildung bei Lungenemphysem.

Massenhafte Rasselgeräusche von klein- und mittelblasigem Charakter mit diffuser Verteilung über allen Lungenabschnitten mit u. U. bereits auf Distanz hörbarem Rasseln bei der Atmung bilden das Alarmsymptom für eine akute Linksinsuffizienz des Herzens mit hochgradiger kardiogener Lungenstauung im Sinne eines *Lungenödems.*

Pleuritisches Reiben zeigt eine trockene Rippenfellentzündung an z. B. als Begleitpleuritis bei Lungenembolie.

Pleuraschwartenknarren, das nicht mit Pleurareiben verwechselt werden darf, entsteht bei dem durch die Atmung bewirkten Gegeneinanderbewegen älterer, schwartig verdickter Pleuraanteile ohne subjektive Beschwerden. Unbedingt sollte bei Feststellung eines der aufgeführten pathologischen Lungenauskultationsbefunde durch zusätzliche Röntgenuntersuchung der Lunge die auskultatorische Diagnose sowohl qualitativ wie quantitativ objektiviert und vervollständigt werden.

8 Blutdruckmessung

8.1 Technik

Die apparative Blutdruckmessung nach Korotkoff auf auskultatorischem Wege ist unerläßlich, da man durch den palpierenden Finger lediglich einen Eindruck von der Blutdruckhöhe, jedoch keinen objektivierten Meßwert erhält. Zur Blutdruckmessung wird eine aufblasbare Gummimanschette nach von Recklinghausen von 13 cm Breite bei durchschnittlicher Oberarmdicke (ggf. eine breitere Manschette bei adipösem Oberarm) mit einer Mindestlänge von 30 cm benutzt. Sie ist an ein Sphygmomanometer nach Riva-Rocci angeschlossen. Dieses Meßgerät muß auf einer geraden Unterlage stehen, wobei der Nullpunkt etwa in Höhe der Aortenklappe liegen soll. Die Manschette wird so um den Arm gelegt, daß sie zwar fest, jedoch nicht abschnürend den gesamten Armumfang umgreift. Der Schlauch wird so plaziert, daß er dem Verlauf der fühlbaren A. brachialis entspricht. Der Abstand der Manschette soll etwa 2–3 cm proximal von der Ellenbeuge betragen. Dabei ist der Arm bequem in einem Winkel von 45° zur Körperachse zu lagern. Der untere Manschettenrand sollte in Höhe des 4. Interkostalraums liegen. Wegen der Einfachheit der Untersuchung wird die sitzende Haltung des Patienten bevorzugt. Man kann jedoch ebenso auch am liegenden Patienten die Untersuchung ausführen. Entscheidend ist für Vergleichsuntersuchungen, daß stets die gleiche Position eingehalten wird. Anschließend wird die Manschette bis etwa 200 mm Hg ($\approx$ 26,7 k Pa) bzw. 20–30 mm Hg ($\approx$ 2,67–4 k Pa) über der zu erwartenden Druckhöhe aufgeblasen, d.h. bis der Puls an der A. radialis weder tastbar noch hörbar ist. Mit dem Stethoskop, das leicht auf die Stelle, an der die A. brachialis in der Ellenbeuge gefühlt werden konnte, aufgesetzt wird, hört man bei langsamem Ablassen der Luft (etwa 2 mm Hg ($\approx$ 267 Pa) ein Klopfen, dessen Beginn dem systolischen Blutdruckwert entspricht. Bei weiterem Ablassen nimmt die Klopfintensität nach einer gewissen Zeit ziemlich unvermittelt ab, um dann gänzlich zu verschwinden. Diese Intensitätsänderung, d.h. bereits das Leiserwerden der Arterientöne, entspricht dem diastolischen Wert. Die Differenz zwischen systolischem und diastolischem Wert ergibt die Blutdruckamplitude. Sie übersteigt normalerweise 50 mm Hg ($\approx$ 6,67 k Pa) nicht. Durch Schlagvolumenerhöhungen wie bei Aorteninsuffizienz, Hyperthyreose, hyperkinetischem Herzsyndrom u.ä. vergrößert sie sich, bei Aortenstenose kann sie vermindert sein.

Unter bestimmten Voraussetzungen, so bei dem Verdacht auf Aortenisthmusstenose, Coarctatio aortae o.ä. ist zusätzlich die Blutdruckmessung an der A. poplitea notwendig. Zu diesem Zweck ist eine breitere und längere Manschette erforderlich (etwa 18 : 70 cm). Die Messung wird nach den obengenannten Richtlinien durchgeführt, am zweckmäßigsten in Bauchlage. Die Blutdruckwerte sind normalerweise hier um 20–40 mm Hg ($\approx$ 2,67–5,33 k Pa) gegenüber der oberen Extremität höher. Gleichhohe Werte sind bereits pathologisch, so etwa bei der subklinischen Form der Coarctatio aortae. Ein deutlich erniedrigter Blutdruck an der unteren Extremität spricht für die Coarctatio aortae, umgekehrte Verhältnisse sind charakteristisch für das Aortenbogensyndrom.

Der Blutdruck wird systolisch und diastolisch auf 5 mm Hg genau angegeben. Größere Genauigkeiten verbieten sich wegen der physiologischen Schwankungsbreite. Die Messung sollte am liegenden oder sitzenden, aber entspannten Patienten und jedesmal in derselben Körperlage erfolgen. Unterschiede an beiden Armen können nur durch mehrmalige Messung gesichert werden. Sie kommen z. B. beim Aortenbogen- oder Subclavia-Stealsyndrom vor.

Neben dieser konventionellen Messung des Blutdruckes mit Quecksilbersäule und Handaufpumpen gibt es eine Vielzahl weiterentwickelter Geräte wie z. B. solche mit eingebautem Elektrogebläse oder mit halbautomatischer Messung sowie Geräte zum Selbstmessen (Manuell-Autotest). Weitere Fortentwicklungen haben eine elektronisch-optische und akustische Anzeige, Batteriebetrieb mit automatischer Anzeige bei Spannungsabfall, eingebaute Elektropumpe, Druckvorwahl sowie Lautstärke- und Druckabfallregulierung. Neuestens sind Geräte zur digitalen Blutdruck- und Pulsmessung verfügbar, bei denen sämtliche Werte abrufbereit gespeichert werden.

8.2 Normalwerte

Zur Erzielung verläßlicher und vergleichbarer Blutdruckwerte müssen Vorbedingungen erfüllt sein wie z. B. Ausschaltung störender Einflüsse (Lärm, emotionale Erregung, Kälte, vorherige körperliche Arbeit, Rauchen u. ä.). Der so ermittelte Wert entspricht jedoch nur dem sog. Zufallsdruck. Die Ermittlung des Basaldruckes dagegen erfolgt aus den beiden niedrigsten Werten, die sich aus den Einzelmessungen im Abstand von 30 s während 15 min ergeben. Bei antihypertensiver medikamentöser Therapie ist eine vergleichende Blutdruckmessung im Liegen sowie nach 1 min Stehen notwendig.

Mit Zunahme der Lebensjahre steigen die systolischen Blutdruckwerte durch die sich ausbildende Rigidität der Gefäße. Sie liegen bei Frauen etwas niedriger. Bedeutung haben die Abweichungen nach oben als *Hypertonie* und nach unten als *Hypotonie*. Eine pathologische Hypertonie ist anzunehmen, wenn der systolische Wert mehr als 160 mm Hg ($\approx$ 21,3 k Pa) und der diastolische Wert mehr als 100 mm Hg ($\approx$ 13,3 k Pa), wiederholt unter Standardbedingungen gemessen, beträgt. Im höheren Alter werden mehrfach unter Standardbedingungen gemessene Werte über 160 mm Hg ($\approx$ 21,3 k Pa) systolisch und 100 mm Hg ($\approx$ 21,3 k Pa) diastolisch ebenfalls als pathologisch angesehen, wobei allerdings ältere Patienten mit diesen Grenzwerten nicht unbedingt therapiebedürftig sind.

Eine *Grenzwert- oder „Border line"-Hypertonie* ist anzunehmen, wenn der systolische Druck zwischen 140–159 mm Hg ($\approx$ 18,7–21,2 k Pa) sowie der diastolische Druck zwischen 90–100 mm Hg ($\approx$ 12–13,3 k Pa) liegt.

Eine *hypotone Blutdrucklage* ist gegeben, wenn der systolische Wert unter 100 mm Hg ($\approx$ 13,3 k Pa) und diastolisch unter 60 mm Hg ($\approx$ 8 k Pa) bei Untersuchung in horizontaler Körperlage liegt.
Zwischen diesen Eckwerten liegt die große Reichweite des „Normalen".

8.3 Funktionsprüfung im Stehen

Zur Erkennung einer funktionellen Kreislaufregulationsstörung ist die vergleichende Messung des Blutdruckes (und Pulses) im Liegen sowie im Stehen in der als orthostatischer Kreislauftest eingeführten Modifikation der bekannten Kreislauffunktionsprobe nach Schellong unerläßlich: Zunächst wird der Blutdruck im Liegen am rechten Arm gemessen. Danach steht der Patient ohne psychische Ablenkung 10 min frei. Nach diesen 10 min erfolgt eine erneute Bestimmung des Blutdruckes an dem noch stehenden Patienten abermals am rechten Arm. Die beobachteten Werte werden in einen geeigneten Vordruck (vgl. Abb. 18) eingezeichnet.

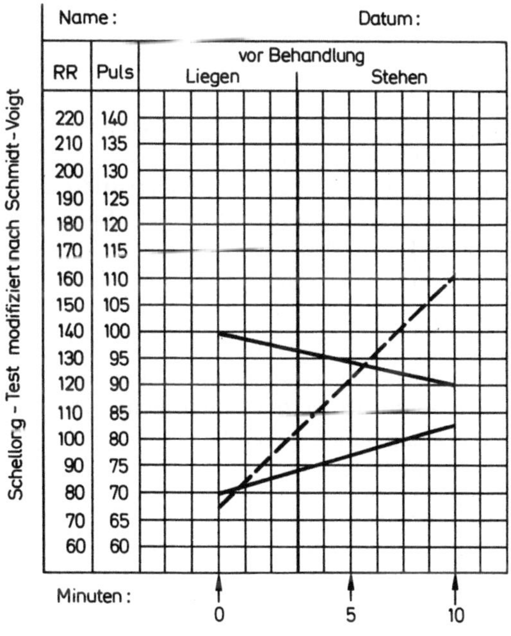

Abb. 18. Kreislauftest bei Orthostasesyndrom

Diese Funktionsprüfung des Blutdruckes im Stehen ist angezeigt bei anamnestisch gegebenem Verdacht auf Ausbildung einer orthostatischen Kreislaufregulationsstörung. Sie kann ebenso primär-konstitutionell-vegetativ bedingt sein wie sekundär-medikamentös, z. B. bei Hochdruckbehandlung mit Antihypertonika etwa vom Typ eines Ganglienblockers oder durch Tranquilizermedikation.

9 EKG-Untersuchung

9.1 Aufnahmetechnik

Die elektrokardiographische Untersuchung zählt als nicht invasives Verfahren heute zu den unentbehrlichen Hilfen für die Herzuntersuchung auch in der außerklinischen Praxis. Sie belästigt den Patienten nicht und kann in jeder ärztlichen Praxis ohne größeren Aufwand durchgeführt und jederzeit wiederholt werden. Für die kardiologische Diagnostik im außerklinischen Bereich bildet sie eine obligate Untersuchungsmethode.

9.1.1 Technik des Ruhe-EKG

Entsprechend den von Schulz und Kober gegebenen Empfehlungen sollte bei der technischen Registrierung eines Ruhe-EKG in der folgenden Weise vorgegangen werden:

a) Vorbereitung des Elektrokardiographen
Nach Einstecken des Netzsteckers wird der Apparat eingeschaltet. Es ist auf das Vorhandensein von genügend Registrierpapier, bei Tintenschreibern auf genügend Tinte und bei Pigmentschreibern auf genügend Kohlepapier zu achten. Vor Anlegen der Elektroden am Patienten muß eine Eichung aller Ableitungskanäle vorgenommen werden. Die Einstellung der richtigen Verstärkung ist an der Eichzacke zu erkennen. Sie wird durch Drücken der 1 mV-Eichtaste auf dem Registrierpapier abgebildet. Im allgemeinen soll die Eichzacke in allen Kanälen 1 cm = 1 mV hoch sein. Nach Einstellung der Eichung darf die Empfindlichkeit des Gerätes nicht mehr verändert werden, auch nicht durch Einschalten eines Filters. Zu einer mit Filter registrierten EKG-Ableitung gehört eine mit gleicher Filterung erneut registrierte Eichzacke.

b) Patientenlagerung
Der Patient wird mit freiem Oberkörper und freien Unterschenkeln bequem auf einer Liege gelagert. Im Interesse einer optimalen Registrierung muß er möglichst entspannt liegen. Auch ist ein genügend temperierter Raum notwendig, um störendes Muskelzittern (Myogramm, Kältezittern) zu vermeiden.

c) Elektrodenanlegen
Um eine störungsarme Übertragung des Stromes von der Körperoberfläche auf das EKG zu erzielen, werden die Elektroden mit Kontaktpaste bestrichen. Bereits mit Stoff bezogene Elektrodentypen müssen lediglich mit Wasser befeuchtet werden; bei ihnen entfällt das nachherige Abwaschen der Kontaktpaste. Haften infolge star-

ker Behaarung Saug- oder Klebeelektroden nicht genügend, so müssen die Haare über den Ableitungsstellen abrasiert werden. Meist läßt sich das Rasieren jedoch durch Verwendung einer größeren Menge Elektrodenpaste vermeiden. Die herkömmlichen Elektroden für Extremitätenableitungen bestehen aus silberbeschichteten Platten, die mit einem Gummiband an Unterarmen und Unterschenkeln befestigt werden. Aus Gründen der Arbeitserleichterung haben sich Klemmelektroden bewährt. Sie werden nach dem Prinzip der Wäscheklammer an Arme und Beine geklemmt. Für die Brustwandableitungen verwendet man meist Saugelektroden. Den erforderlichen Unterdruck erzeugt ein kleiner, mit dem Saugnapf der Elektrode in Verbindung stehender Gummiball. Für Langzeitüberwachungen sind Klebeelektroden im Gebrauch. Diese haften zuverlässig über Stunden, sind jedoch für den täglichen Routinegebrauch teuer und zudem umständlich zu handhaben. Ferner gibt es besonders für Belastungsuntersuchungen Elektroden, die durch einen gelochten Gummigurt gesteckt werden, welcher am Thorax befestigt ist. Zur Vermeidung von Verpolungen sind die Kabel für die Registrierung der verschiedenen Extremitätenableitungen durch unterschiedliche Farben gekennzeichnet: rot = rechter Arm, gelb = linker Arm, grün = linkes Bein, schwarz = rechtes Bein. Die Stecker der Kabel für die Brustwandableitungen sind heute bei Mehrfachschreibern entweder mit V_1–V_6 richtig beschriftet oder sie tragen in der Reihenfolge V_1–V_6 die Farben rot, gelb, grün, braun, schwarz, violett oder die Buchstaben a, b, c, d, e, f. Die Anlage der Elektroden in der richtigen Reihenfolge ist unerläßlich, da durch Polungsfehler Auswertungsfehler entstehen und falsche Diagnosen gestellt werden können.

d) Ableitungssysteme
Für die *Ableitung des EKG* haben sich bestimmte Standardmethoden durchgesetzt. Mit ihrer Hilfe lassen sich entweder Potentialdifferenzen zwischen 2 verschiedenen Punkten im Sinne der bipolaren Ableitung oder gegen eine Bezugselektrode im Sinne der unipolaren Ableitung registrieren. Bei der klassischen *Extremitätenableitung* nach Einthoven werden die Potentialdifferenzen in Ableitung I zwischen rechtem und linkem Arm, in Ableitung II zwischen rechtem und linkem Bein und in Ableitung III zwischen linkem Arm und linkem Bein erfaßt. Dabei entspricht der Ausschlag der einzelnen Ableitungen der Projektion des Momentanvektors auf die Ableitungsrichtung (vgl. Abb. 19 a).
Mit den *Goldberger-Ableitungen* werden die Potentialdifferenzen von einem Ableitungspunkt gegen die hochohmig verbundenen beiden übrigen Elektroden registriert. Sie werden als aVL, aVR und aVF bezeichnet, wobei a = augmented = vergrößert heißt (vgl. Abb. 19 b).
Die Extremitätenableitungen nach Einthoven in der Frontalebene sind – besonders beim Herzinfarkt – jedoch oft nicht ausreichend, um eine sichere Aussage zu treffen. Deshalb ist eine zusätzliche Untersuchung zur Erfassung der Potentialdifferenzen in den *Brustwandableitungen nach Wilson* in der Horizontalebene erforderlich (vgl. Abb. 19 c). Sie stellen die wichtigste und verbreitetste Form der unipolaren Ableitungen dar. Entsprechend der Lokalisation der differenten, herznahen Elektroden der Tabelle 1 dienen die hochohmig verbundenen Extremitätenableitungen als indifferente Elektroden (vgl. Tabelle 1).
Die *Ableitungen nach Nehb* werden ausnahmsweise bei Verdacht auf einen inferioren Infarkt angefertigt. Die 3 Ableitungspunkte liegen am Ansatz der 2. Rippe

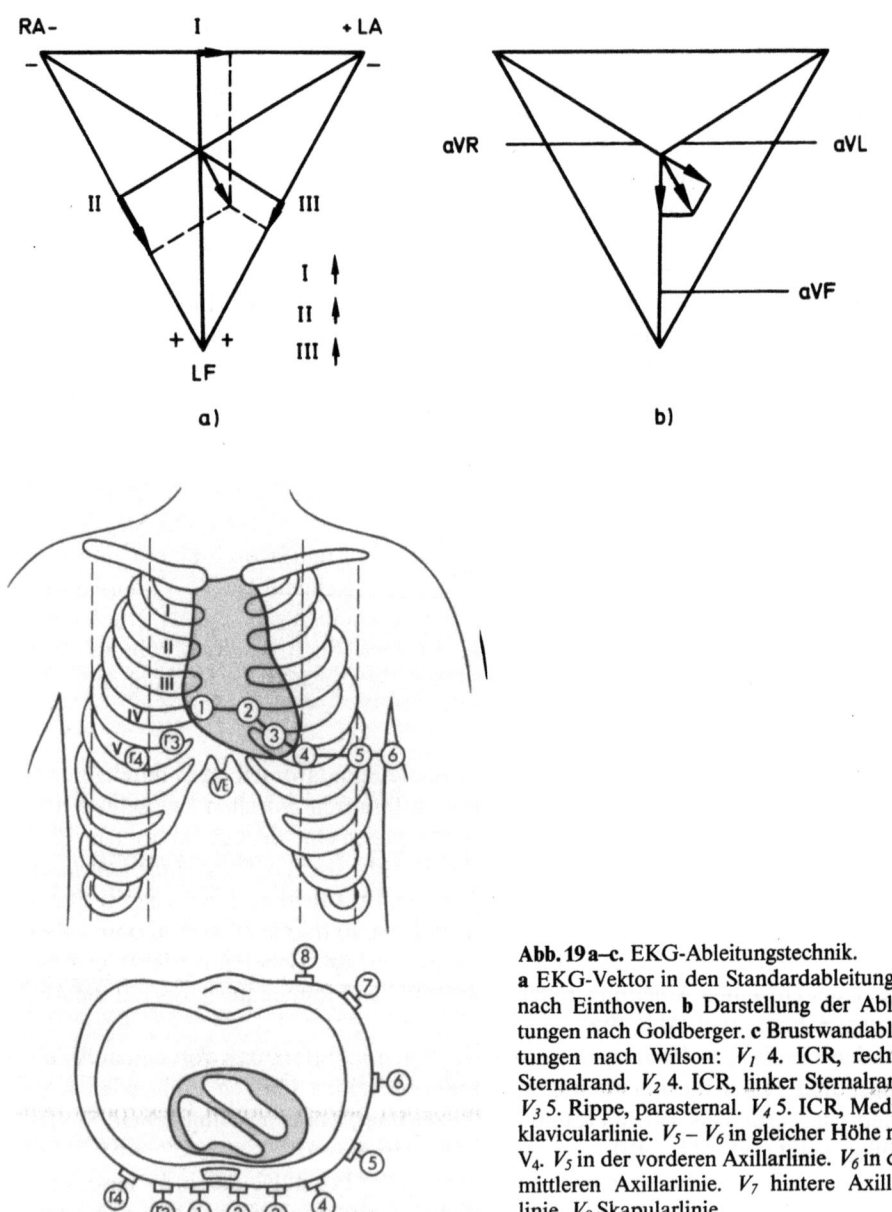

Abb. 19 a–c. EKG-Ableitungstechnik.
a EKG-Vektor in den Standardableitungen nach Einthoven. **b** Darstellung der Ableitungen nach Goldberger. **c** Brustwandableitungen nach Wilson: V_1 4. ICR, rechter Sternalrand. V_2 4. ICR, linker Sternalrand. V_3 5. Rippe, parasternal. V_4 5. ICR, Medioklavicularlinie. $V_5 - V_6$ in gleicher Höhe mit V_4. V_5 in der vorderen Axillarlinie. V_6 in der mittleren Axillarlinie. V_7 hintere Axillarlinie. V_8 Skapularlinie

rechts am Sternum, in der Gegend des Herzspitzenstoßes sowie in der linken Skapularlinie. Sie schließen ein gleichseitiges Dreieck mit den Seiten D (dorsal), A (anterior) und I (inferior) ein.

Bei dem korrigierten *orthogonalen EKG* handelt es sich um ein Ableitungssystem, bei dem die Ableitungslinien senkrecht aufeinander stehen. Die Korrektur bezieht sich auf die exzentrische Lage des Dipols sowie auf das heterogene Medium, in die-

Tabelle 1. Ableitungsstellen der Brustwandableitungen nach Wilson

Ableitungen	Ableitungsstelle
V_1	4. ICR re. parasternal
V_2	4. ICR li. parasternal
V_3	zwischen V_2 und V_4
V_4	4. ICR li. Medioklavikularlinie
V_5	zwischen V_4 und V_6
V_6	Höhe V_4 li. mittlere Axillarlinie
zusätzliche Ableitungen	
V_7	Höhe V_4 li. hintere Axillarlinie
V_8	Höhe V_4 li. Skapularlinie
V_9	Höhe V_4 li. paravertebral
V_{1r}	$= V_2$
V_{3r}	zwischen V_1 und V_{4r}
V_{4r}	4. ICR re. Medioklavikularlinie
V_{5r}	zwischen V_{4r} und V_{6r}
V_{6r}	Höhe V_{4r} re. mittlere Axillarlinie

sem Falle den Körper. Sie wird mit technischen Mitteln wie Veränderung der physikalischen Grundlagen erzielt. Durch diese Korrektur läßt sich eine gleiche Ableitungsstärke aller Ableitungen erreichen. Die *Technik* zieht eine unterschiedliche Anzahl von Elektroden vor. Nach dem am meisten verwendeten *System von Frank* werden 7 benutzt mit den Bezeichnungen A, C, E, J, M, H und S. Die so gewonnenen Ableitungen der vertikalen, transversalen und sagittalen Ableitungslinie werden mit X, Y und Z bezeichnet. X entspricht etwa der Standardableitung I, Y etwa dem Bild von aVL und Z dem der Ableitung V_2.

Für die Beurteilung dieser Frank-Ableitungsmethode ist zu bedenken, daß es trotz der Vielzahl der konventionellen Ableitungen mit diesem althergebrachten System nicht möglich ist, die Biopotentiale der Herzstromquelle räumlich zu erfassen. Die 3 korrigierten orthogonalen Ableitungen nach Frank vermitteln demgegenüber den räumlichen Informationsgehalt des kardioelektrischen Feldes. Die Ableitungen X, Y und Z stellen eine zeitlich abhängige lineare Registrierung der jeweiligen Projektion des räumlichen Herzvektors auf die X-, Y- und Z-Achse dar. Damit können in jeder Ebene die elektrischen Potentialdifferenzen registriert werden. Es ist deshalb möglich, den Herzvektor in allen 3 Ebenen und im Raum abzubilden. Der elektrische Informationsgehalt des Herzens in der Horizontalebene wird von der X- und Z-Achse, in der Frontalebene von der X- und Y-Achse und in der Sagittalebene von der Y- und Z-Achse wiedergegeben. Größe und Richtung des räumlichen Herzvektors erhält man unter Berücksichtigung aller 3 Achsen.

Im Gegensatz zum konventionellen EKG sind die Ableitungsvektoren der 3 korrigierten orthogonalen Ableitungen nach Frank von gleicher Stärke und Richtung, d. h. der Herzvektor projiziert sich gleich stark auf alle 3 Ableitungsachsen. Unregelmäßigkeiten des Thorax und Lageveränderungen des Herzdipols haben hierbei praktisch keinen Einfluß mehr auf die registrierte Potentialdifferenz. Daher erklärt sich die Zusatzbezeichnung „korrigierte Ableitungen".

Aus diesen Überlegungen ergibt sich, daß diese Methode eine semiquantitative elektrokardiographische Bewertung und eine genauere vektorielle Deutung und damit auch einen direkten Vergleich mit der Vektorkardiographie ermöglicht. Weiterhin wird infolge der exakteren mathematischen und physikalischen Grundlagen des Ableitungssystems ein hoher Genauigkeitsgrad erreicht mit einer besseren Reproduzierbarkeit. Schließlich ermöglicht das Ableitungssystem eine bessere Trennschärfe zwischen den einzelnen diagnostischen Kategorien.

Das korrigierte orthogonale Ableitungssystem enthält weitaus weniger unklare Informationen als das konventionelle EKG. Dadurch muß es als besonders computergeeignet angesehen werden und erlangt in der Rechentechnik zunehmende Bedeutung. Die überwiegend auf theoretischen Überlegungen basierenden Vorteile des korrigierten orthogonalen Systems bedürfen jedoch noch weiterer praktischer Bestätigung und Durchsetzung. Bedeutsam ist, daß die Bewertung des orthogonalen EKG nur unter Berücksichtigung der Polung der orthogonalen Ableitungssysteme eine zutreffende Aussage ermöglicht.

e) Schreibvorgang

Ist der EKG-Apparat zur Registrierung vorbereitet und sind am Patienten die Ableitungselektroden befestigt, so kann mit dem Schreibvorgang begonnen werden. Dazu muß der Kanalwählschalter auf das gewünschte Ableitungsprogramm geschaltet werden. Üblicherweise schreibt man zunächst die Extremitätenableitungen. Anschließend werden die Brustwandelektroden zusätzlich befestigt und die Brustwandableitungen geschrieben. Es empfiehlt sich, pro Ableitung 20–30 cm bei einer Papiervorschubgeschwindigkeit von 50 mm/s zu registrieren. Bei einem 6fach-Schreiber werden dabei 2 DIN-A4-Blätter (6 Extremitäten- und 6 Brustwandableitungen auf je ein Blatt) registriert. Bei 1- oder 3-Kanalschreibern muß entsprechend öfters umgeschaltet werden.

f) Besonderheiten

Während des Schreibens von Elektrokardiogrammen ist während des gesamten Registriervorganges auf einen einwandfreien Kurvenablauf zu achten.

Sind die Kurvenausschläge überhöht, so werden sie u. U. nicht vollständig auf Papier gezeichnet, da die übliche Schreibbreite eines EKG-Kanals nur 4 cm beträgt. Werden Ausschläge an den Spitzen abgeschnitten, so muß die Registrierempfindlichkeit mittels des Schalters für *halbe Empfindlichkeit* vermindert werden. Jetzt entspricht 1 mV einem Kurvenausschlag von 0,5 cm (statt üblicherweise 1 cm). Zusätzlich kann notfalls z. B. auch die Nullinie aus der Kanalmitte so nach unten verlagert werden, daß hochpositive Ausschläge noch vollständig registriert werden.

Sind im Ruhe-EKG Unregelmäßigkeiten der Herzschlagfolge erkennbar, wie z. B. Extrasystolen, so empfiehlt sich die Schreibung eines *langen EKG-Streifens* mit einer langsamen Registriergeschwindigkeit von 5 oder 10 mm/s. Hierdurch werden mehr Herzaktionen auf dem gleichen Papierstreifen aufgezeichnet, wodurch die Art der Rhythmusstörungen und ihre Häufigkeit besser zu beurteilen sind.

Läßt sich in den Brustwandableitungen V_1 und V_2 ein relativ hohes R nachweisen, dann besteht der Verdacht auf eine vermehrte Rechtsherzbelastung. In solchen Fällen sollten als Ergänzung des Routineprogramms sog. *zusätzliche rechtspräkordiale Brustwandableitungen* geschrieben werden. Diese Ableitungen werden als Vr_3, Vr_4, Vr_5 und Vr_6 bezeichnet.

Hohe Brustwandableitungen erhält man, wenn die Ableitungselektroden der üblichen Wilson-Ableitungen V_1–V_6 2 Zwischenräume höher befestigt werden. Diese

Ableitungen können z. B. einen Anteroseptalinfarkt u. U. besser als die herkömmlichen Wilson-Ableitungen zeigen. Bei Verdacht auf Anteroseptalinfarkt (z. B. bei fehlendem R in V_1, kleinen R-Zacken in V_1–V_3 oder negativem T in aVL) sollten routinemäßig die hohen Brustwandableitungen registriert werden.

Zu beachten ist ferner, daß die Kurve durch zahlreiche *Artefakte* infolge technischer Mängel bei der Aufnahme oder durch den Apparat entstellt werden kann. Richtige Elektrodenlage und Elektrodenhaftung ist daher besonders wichtig. Das *Muskelzittern* (Myogramm) macht sich durch kleine unregelmäßige Zacken besonders in den Standardableitungen der Extremitäten bemerkbar und kann vom Nichtgeübten mit Vorhofflimmern oder Vorhofflattern verwechselt werden. Eine Ausschaltung dieses Störfaktors ist oft möglich durch zweckmäßige Lagerung des Patienten, optimale Raumtemperatur und eine vollständige Muskelentspannung. Besonders ausgeprägt sind diese Kurvenentstellungen durch Muskelzittern bei Parkinson-Kranken. Ebenso können auch durch Bewegung des Patienten und Atemexkursionen Artefakte entstehen.

g) Bearbeitung

Nach Registrierung des EKG werden die Elektroden vom Patienten entfernt. Patient und Elektroden werden von der Elektrodenpaste gesäubert. Die EKG-Streifen sind sofort mit dem Namen und Geburtsdatum des Patienten sowie dem Aufnahmedatum zu beschriften. Außerdem müssen die registrierten Ableitungen korrekt gekennzeichnet und mit dem Registrierdatum sowie der Registriergeschwindigkeit versehen werden. Bei Mehrfachschreibern können die Ableitungen sinnvollerweise mit Stempeln gekennzeichnet werden. Anschließend wird je nach dem verwendeten Dokumentationssystem die Registrierung zurecht geschnitten, geheftet oder aufgeklebt.

9.1.2 Technik des Belastungs-EKG

a) Vorbereitung des Ergometers

Die zu leistende Wattzahl wird entsprechend der vorhandenen Leistungsfähigkeit und den Beschwerden des Patienten gewählt. Bei elektrisch gebremsten Fahrradergometern läßt sich diese Zahl an einem Drehknopf einstellen. Für die Kletterstufenbelastung werden die Stufenhöhe und Besteigungsgeschwindigkeit einem Nomogramm entnommen und metronomisch eingestellt.

b) Elektrodenanlegen

Da während Belastung ein einwandfreies, gut beurteilbares EKG registriert werden soll, ist ein fester Elektrodensitz notwendig. Für Belastungsuntersuchungen sind wegen störender Bewegungsartefakte die an Armen und Beinen befestigten Elektroden nicht verwendbar. Vielmehr wird heute meistens ein gelochter Gummigurt verwendet, der am Brustkorb auf Herzhöhe straff zu befestigen ist. In die vorhandenen Löcher steckt man die Elektroden an den gewünschten Ableitungspunkten. Zweckmäßig verwendet man die Ableitungen V_4, V_5, V_6 und die nach Rosencrantz modifizierten Extremitätenableitungen. Sie werden am Rücken eingesteckt und entsprechen im wesentlichen den normalen Extremitätenableitungen.

Dennoch können bezüglich des *Elektrodenkontakts* Probleme an der Haut auftreten. Im Sommer empfiehlt es sich, verschwitzte Haut über den Ableitungsstellen vor

Befestigung der Elektroden mit Alkohol abzutrocknen. Unter Umständen ermöglicht die Wickelung einer elastischen Binde über Elektroden und Gummigurt einen noch festeren Sitz. Frauen mit großer Brustentwicklung sollten den Büstenhalter nicht ablegen. Hier wird ein schmaler Gummigurt mit den entsprechenden Elektroden direkt darunter befestigt.

Die *Elektrodenkabel*, am besten ein 7adriges Spezialkabel, werden zunächst zusammengefaßt auf der Schulter des Patienten mit Pflaster befestigt und von hier zum EKG-Apparat geleitet.

c) Schreibvorgang

Während jeder Belastungs- und Erholungsminute sollte ein EKG-Streifen registriert werden. Grundsätzlich ist zusätzlich die kontinuierliche Überwachung auf einem Sichtgerät wünschenswert, was sich in der Praxis allerdings nicht immer verwirklichen läßt. Diese kontinuierliche Überwachung ist besonders wünschenswert, wenn Rhythmusstörungen sichtbar sind. Ist nur ein Direktschreiber und kein Sichtgerät vorhanden, kann man sich durch eine kontinuierliche Registrierung mit der langsamsten Geschwindigkeit (5 mm/s) zur Erkennung von Rhythmusstörungen behelfen und nach jeder vollen min auf die normale Registriergeschwindigkeit zur Analyse des Kurvenverlaufs umschalten.

9.2 Auswertung und Beurteilung des EKG

Stets sollte die Auswertung des EKG systematisch von der P-Zacke bis zur U-Welle vorgenommen werden, um einerseits Fehlschlüsse und falsche Interpretationen zu vermeiden, andererseits wichtige Informationen nicht zu übersehen.

Die *Aufnahmetechnik* ist zuerst auf Artefakte, Eichung und Zeitschreibung zu überprüfen. Außerdem müssen dem Beurteilenden der klinische Befund, die klinische Diagnose und eine etwaige Prämedikation bekannt sein. Dies gilt v. a. für Vorausgabe von Herzglykosiden und andere, die Stromkurve beeinflussende Pharmaka wie Chinidin oder sonstige Antiarrhythmika. Sodann sollten für die *Befundung* in der ambulanten Praxis folgende Punkte nacheinander berücksichtigt werden:

Bestimmung des Herzrhythmus oder etwaiger Rhythmusstörungen,
Bestimmung der Herzfrequenz,
Messung der P-, PQ-, QRS- und QT-Dauer,
Bestimmung des Lagetyps in den Extremitätenableitungen,
Systematische Kontrolle der einzelnen Zacken und Wellen, beginnend bei P, sodann Q, R, S, T und schließlich U sowie der Abschnitte PQ, ST und QT in den Extremitäten- und Brustwandableitungen,
Bewertung der Brustwandableitungen: Bestimmung des R/R-Verhältnisses, des oberen Umschlagspunkts, der Morphologie der QRS-Gruppen,
Beschreibung auffälliger Kurvenabschnitte,
Gesamtbeurteilung.

Bei der *Gesamtbeurteilung* ist in der Regel mehr deskriptiv vorzugehen mit Hinweisen, ob das EKG mit der klinischen Diagnose in Übereinstimmung zu bringen ist. Nur ausnahmsweise sollte man zu anatomisch-morphologischen Rückschlüssen wie Myokarditis oder ähnliches gelangen.

9.3 Aussagebedeutung

Das EKG ist Ausdruck bioelektrischer Vorgänge am Herzen und gibt diese entsprechend dem jeweils wechselnden Momentanvektor als Strecken, Zacken und Wellen wieder. Ihre Bezeichnung ist schematisch in Abb. 20 wiedergegeben. Die charakteristische Form der Stromkurve entspricht dem rhythmischen Vorgang der während jeder Herzaktion sich wiederholenden Depolarisation und erneuten Repolarisation der Vorhof- und Kammermuskulatur. Die Leistungsfähigkeit des EKG darf jedoch nicht überschätzt werden. Es registriert lediglich die Potentialdifferenzen des Herzmuskels, welche durch Herzerkrankungen oder sonstige Einflüsse mehr oder weniger typisch verändert werden können.

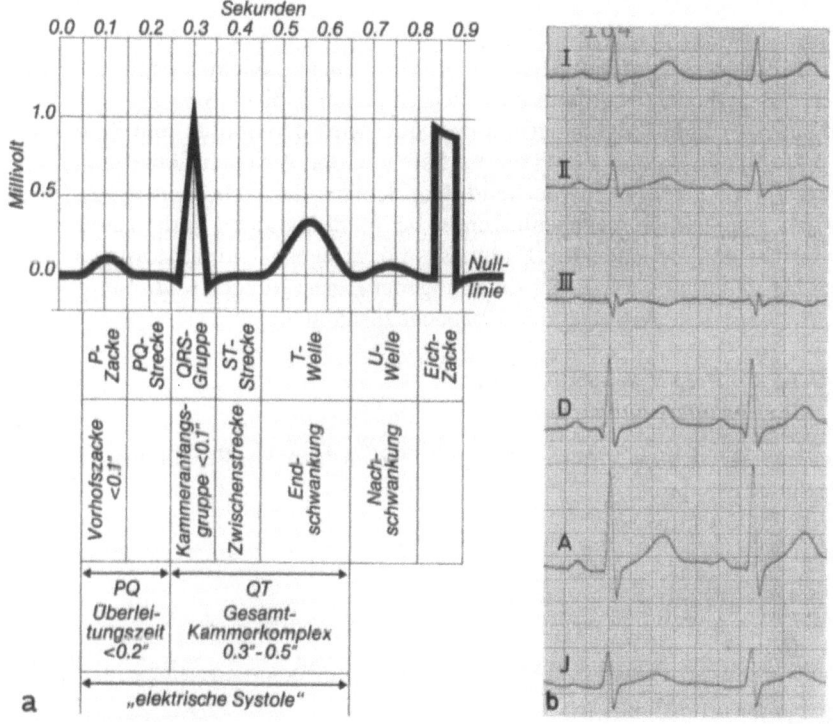

Abb. 20 a, b. Normal-EKG. **a** Morphologische Bezeichnungsweise. **b** Extremitätenableitung *I–III* sowie Ableitungen nach Nehb *(DAJ)*

Das EKG erlaubt in der Regel keine direkten Aussagen über die mechanische Herzfunktion oder über die Ätiopathogenese einer Herzkrankheit. Es gestattet auch keine Rückschlüsse auf die Leistungsfähigkeit des Herzens. Wird es nicht streng in das klinische Bild eingeordnet, so ergeben sich vielfältige Möglichkeiten der Fehlinterpretation. Sie können psychologisch eine verhängnisvolle Bedeutung haben. Ätiologisch unterschiedliche Störungen am Herzen vermögen sehr wohl zu einem völlig übereinstimmenden morphologischen EKG-Befund zu führen. Aus diesem

Grunde sollte die EKG-Befundung möglichst durch den Arzt selbst erfolgen, der den Patienten mit dem gesamten klinischen Bild kennt.

Im wesentlichen erlaubt das EKG Hinweise und Rückschlüsse auf die in den folgenden Abschnitten in ihren Grundzügen dargestellten kardialen Veränderungen: Herzrhythmusstörungen.

Ischämiereaktionen bei Koronarinsuffizienz, Präinfarktsyndrom, frischem Herzinfarkt, Postinfarktzustand.

Unspezifische Veränderungen entzündlicher, toxischer, metabolischer, elektrolytbedingter sowie neurovegetativer und pharmakologisch-medikamentöser Art.

9.4 Herzrhythmusstörungen im EKG

Das EKG bietet die größte Sicherheit zur Differenzierung rhythmogener Herzstörungen. Als normalen Rhythmus sehen wir den regelmäßigen *Sinusrhythmus* mit einer Frequenz von 60–80 Schlägen/min. Dabei wird der Impuls vom Sinusknoten über präformierte Bahnen durch die Vorhöfe und den Atrioventrikularknoten (AV) in die Ventrikel geleitet, entsprechend dem Schema der Abb. 21. Aufgrund dieser elektrophysiologischen Gegebenheiten ist bei pathologischen Verlaufsänderungen zu unterscheiden zwischen Reizbildungs- und Erregungsleitungsstörungen. Diese beiden Hauptgruppen möglicher rhythmogener Herzstörungen sind in ihrer Einteilung schematisch in der folgenden Übersicht zusammengefaßt:

Einteilung der Herzrhythmusstörungen:

A Reizbildungsstörungen
Nomotoper Rhythmus: abnorme Frequenz (Sinustachykardie, Sinusbradykardie) sowie Sinusarrhythmie.
Heterotoper Rhythmus:
Nodaler Rhythmus
Ersatzrhythmus
Extrasystolie
Parasystolie
Supraventrikuläre Tachykardie (Vorhoftachykardie, Knotentachykardie, Vorhofflattern und Vorhofflimmern)
Ventrikuläre Tachykardie (Kammertachykardie, Kammerflattern, Kammerflimmern).

B Erregungsleitungsstörungen
Sinusatrialer (SA-)Block I., II. und III. Grades.
Atrioventrikulärer (AV-)Block I., II. und III. Grades.
Schenkelblock: linksanteriorer- und linksposteriorer Hemiblock, Linksschenkelblock vom inkompletten- oder kompletten Typ, Rechtsschenkelblock vom inkompletten- oder kompletten Typ, bifaszikulärer Schenkelblock.
Präexzitationssyndrom mit verkürzter atrioventrikulärer Überleitung ohne QRS-Verbreiterung (LGL-Syndrom) oder mit QRS-Verbreiterung (WPW-Syndrom, Mahaim-Syndrom).

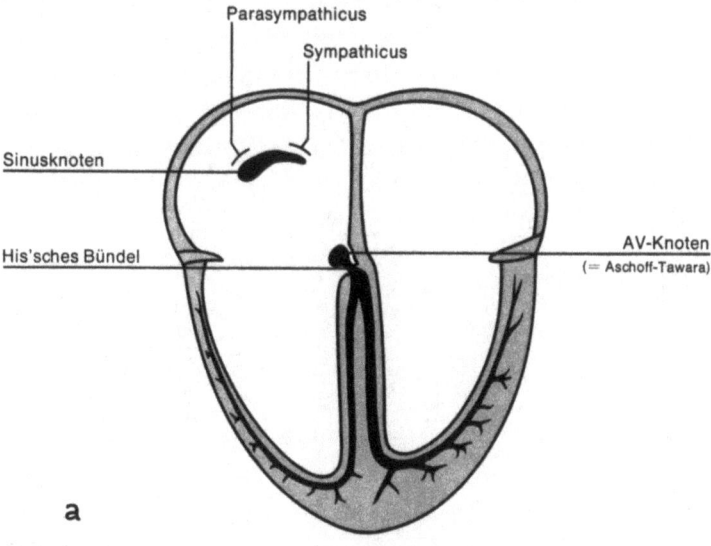

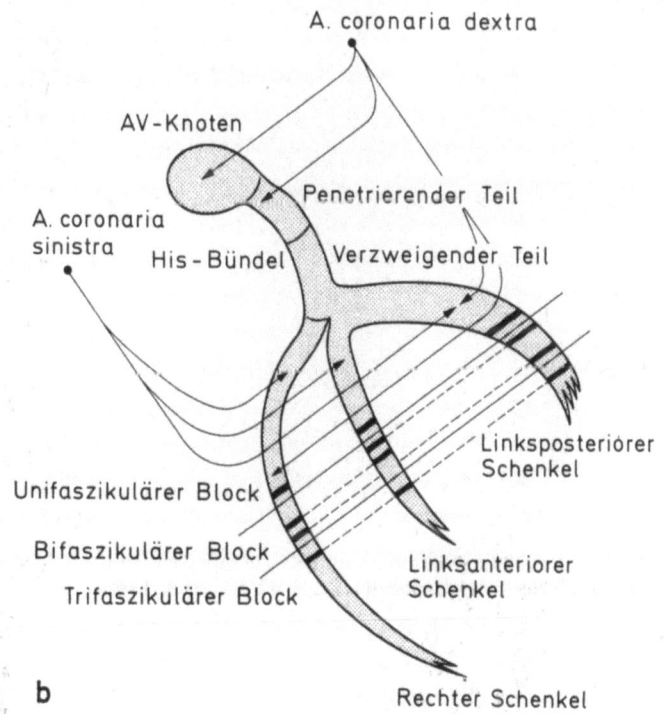

Abb. 21 a, b. Die Erregungsausbreitung im Herzen. **a** Gesamtdarstellung. **b** Verzweigung des His-Bündels sowie Darstellung des Hemiblocks und der faszikulären Blockbilder

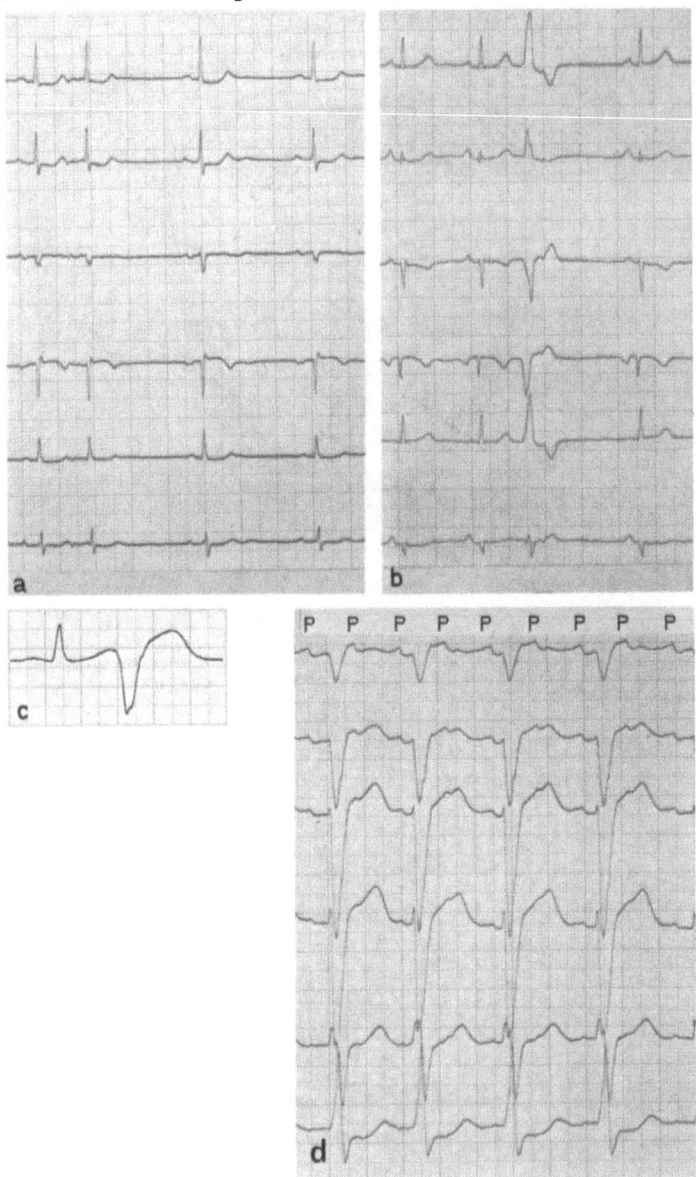

Abb. 22 a–l. Reizbildungsstörungen im EKG. **a** Supraventrikuläre Extrasystole. **b** Ventrikuläre Extrasystole. **c** Ventrikuläre Frühextrasystole. **d** Vorhoftachykardie.

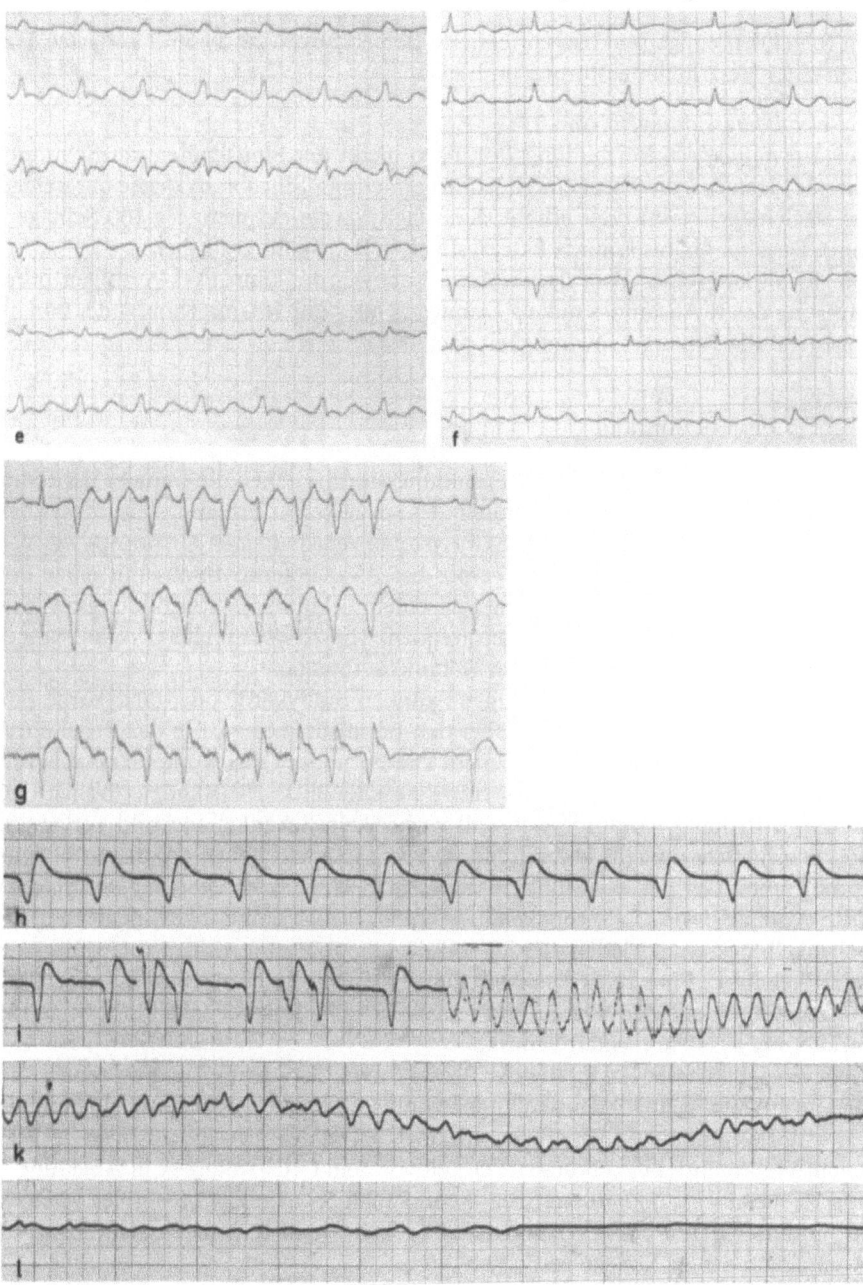

Abb. 22 (Fortsetzung). **e** Vorhofflattern mit 2:1 Überleitung. **f** Vorhofflimmern, normfrequente Form. **g** Salvenextrasystolie nach ventrikulärer Frühextrasystole. **h** Kammertachykardie. **i** Kammerflattern. **k** Kammerflimmern. **l** Herzstillstand

Im folgenden einige praktisch orientierte Bemerkungen zu diesen häufigsten Formen einer Herzrhythmusstörung im EKG.

A Reizbildungsstörungen (Abb. 22)

Bei den *nomotopen* Reizbildungsstörungen bleibt der Sinusknoten der Schrittmacher des Herzens, die Frequenz ist jedoch erniedrigt (Sinusbradykardie bei weniger als 60 Schlägen/min) oder erhöht (Sinustachykardie bei mehr als 100 Schlägen/min). Darüber hinaus können Extrasystolen in Sinusnähe entstehen.

Die Ermittlung einer Bradykardie bzw. Tachykardie kann exakt erfolgen durch Messung des R-Abstandes mittels Ekameters oder durch Umrechnung der mm bezogen auf die Papiergeschwindigkeit nach der Formel:

$$\text{Frequenz} = \frac{60}{\text{RR-Abstand}} \text{ (in s)}$$

Bei den *heterotopen* Typen einer Reizbildungsstörung gehen die Impulse der Extraschläge von verschiedenen Abschnitten des spezifischen Erregungsleitungssystems aus. So etwa bei der Bildung von Extrasystolen verschiedenen Ursprungs wie Vorhof- oder Kammerextrasystolen. Ferner bei AV-Knotenrhythmus mit einer Frequenz um 40–50/min mit Ausgang von einem sekundären Reizbildungszentrum oder bei Kammerrhythmus mit einer Frequenz von 20–40/min bei Ausgang von einem tertiären Zentrum im Sinne der Kammerautomatie.

Auch die heterotopen Impulsbildungen können bradykarde oder tachykarde Formen erzeugen. Die Entscheidung über den Impulsursprung ist in der Regel durch die beiden folgenden Kriterien möglich: Die Form des QRS-Komplexes ist bei supraventrikulärem Reizbildungsursprung, einschließlich His-Bündel, ähnlich dem bei Sinusrhythmus, vorausgesetzt, daß vorher kein Schenkelblockbild vorlag und daß es sich nicht um eine aberrierende Leitung handelt. Bei ventrikulärem Reizursprung unterhalb des His-Bündels findet man einen verbreiterten, deformierten QRS-Komplex wie bei Schenkelblockbildern. Auch kann nach dem Bild des Schenkelblocks entschieden werden, ob der Ursprung im rechten oder im linken Ventrikel liegt. Eine rechtsschenkelblockartige Deformierung beweist den Erregungsursprung aus dem linken und umgekehrt eine linksschenkelblockartige Deformierung aus dem rechten Ventrikel.

Geht hinsichtlich der Kupplung der P-Zacke zum QRS-Komplex die P-Zacke diesem positiv in regelmäßigen Abständen voraus, so handelt es sich um einen Sinus- bzw. supraventrikulären Rhythmus. Im oberen Teil des AV-Knotens liegt der Reizursprung, wenn P bei verkürzter PQ-Zeit vor dem QRS-Komplex in Ableitung II und III negativ ist; im mittleren Teil, wenn P fehlt bzw. im QRS-Komplex versteckt ist; im unteren Teil des AV-Knotens schließlich, wenn P negativ nach dem QRS-Komplex in der ST-Strecke verborgen folgt.

Eine negative P-Zacke nach dem QRS-Komplex, z. B. bei Extrasystolen, deutet auf eine retrograde Erregung der Vorhöfe vom Ventrikel aus hin. Ein normal gelegenes negatives P in Ableitung I ist auf eine Dextrokardie verdächtig.

Extrasystolen können einzeln, als Doubletten oder in Salven gehäuft innerhalb des Grundrhythmus auftreten oder sogar die Führung des Rhythmus übernehmen. Außer zu einer Extrasystole können diese ektopen Reizbildungen auch zu tachykarden Formen führen.

Die *Tachykardien* werden in supraventrikuläre und ventrikuläre eingeteilt. Sie lassen sich in der Regel durch das EKG voneinander unterscheiden. Dabei ist QRS bei supraventrikulärem Reizursprung meist nicht deformiert. Die P-Zacken stehen in bestimmter zeitlicher Beziehung zu QRS, wobei P nicht immer scharf abgrenzbar sein muß. Ventrikuläre Tachykardien sowohl in der schnellen wie langsamen Form sind ausgezeichnet durch schenkelblockartige Deformierung der QRS-Gruppe und zeitliche Unabhängigkeit der P-Zacke von QRS.

Die *absolute Kammerarrhythmie* ist charakterisiert durch einen gestörten Grundrhythmus mit unregelmäßigen R-R-Abständen, wobei die Diastole mal ein längeres, mal ein kürzeres Intervall erreicht. Als Grundlage liegt entweder ein *Vorhofflimmern* mit nicht immer sichtbaren Flimmerwellen (f) oder ein *Vorhofflattern* mit deutlichen Flatterwellen (F) zugrunde. Die Frequenz der Flatterwellen erreicht zwischen 250–350/min, der Flimmerwellen zwischen 350–600/min. Beim Vorhofflattern kann eine regelmäßige Übertragung mit Blockierung im Verhältnis 2:1, 3:1, 4:1 usw. sich einstellen, so daß dann ein regelmäßiger Puls und im EKG gleichmäßige R-R-Abstände zustandekommen. Im EKG, besonders in der Wilson-Ableitung V_1, fällt jedoch die höhere Frequenz der Vorhöfe sowie ihre sägezahnartige Form auf.

Eine absolute Kammerarrhythmie infolge Vorhofflimmerns bzw. Vorhofflatterns tritt häufig bei Mitralfehlern wegen Überlastung des linken Vorhofs sowie bei degenerativen Herzerkrankungen oder Hyperthyreose (Thyreokardiopathie) auf. Kardiogene Embolien können dabei als Folgekomplikationen auftreten.

Ein *wandernder Schrittmacher* liegt vor, wenn verschiedene Reizbildungsorte wechselweise in der Führung des Herzens sich ablösen, z.B. der Sinusknoten mit AV-Knoten usw.

B Erregungsleitungsstörungen (Abb. 23)
Sinusaurikuläre Überleitungsstörungen treten seltener als ein AV-Block auf. In Analogie zum AV-Block teilt man den SA-Block ebenfalls in 3 Grade ein:

SA-Block I. Grades: Die Diagnose ist im EKG nicht möglich.
SA-Block II. Grades: Typ I ist ähnlich der Wenckebach-Periodik des AV-Blocks; Typ II ist durch eine gelegentliche Unterbrechung der Erregung vom Sinusknoten zum Vorhof gekennzeichnet. Hierbei kommt es dann zum plötzlichen Ausfall einer P-Zacke ohne Nachweis sonstiger Überleitungsstörungen.
SA-Block III. Grades: Auf der Grundlage einer kompletten SA-Blockierung fallen für bestimmte Zeit P-Zacken aus. Es kommt dann solange zum Herzstillstand (Panasystolie) bis die nächste Herzaktion vom Sinusknoten oder von einem tertiären Zentrum aus einfällt. Ein totaler AV-Block kann oft nicht von einem sog. Sinusarrest unterschieden werden.

Atrioventrikuläre Überleitungsstörungen sind gekennzeichnet durch eine Verspätung der Erregungsleitung vom Vorhof zur Kammer bzw. durch eine partielle oder totale Unterbrechung der Erregungsausbreitung. Die AV-Leitungsstörungen werden unterteilt in:

A V-Block I. Grades: PQ-Verlängerung um mehr als 0,2 s beim Erwachsenen.
A V-Block II. Grades: Zeitweilige Unterbrechung der AV-Überleitung als Typ I (Wenckebach-Periodik) oder als Typ II (Mobitz-Block).
A V-Block III. Grades: Völlige Unterbrechung der AV-Überleitung.

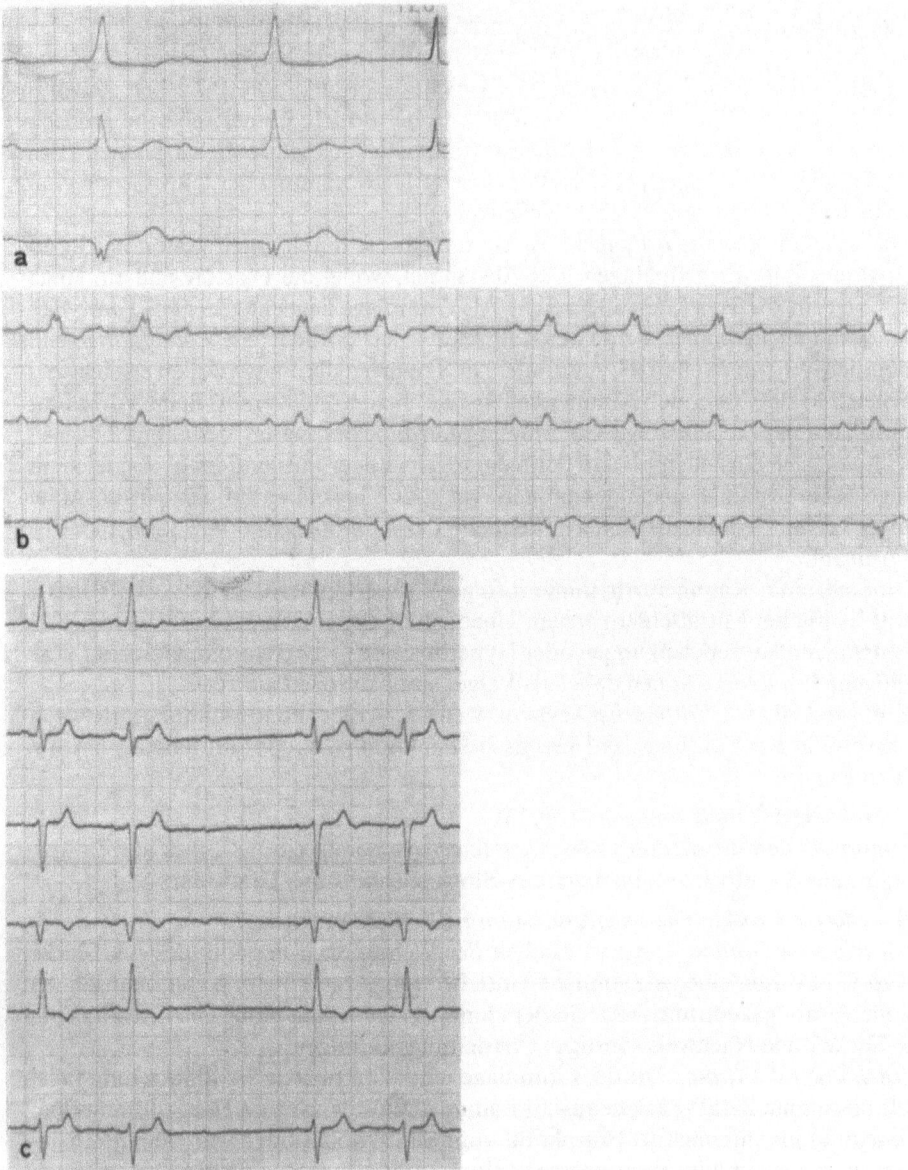

Abb. 23 a–m. Erregungsleitungsstörungen im EKG. **a** AV-Leitungsstörung I. Grades (PQ = 0,40 s). **b** AV-Leitungsstörung II. Grades Typ Mobitz I (Wenckebach-Periodik). **c** AV-Leitungsstörung II. Grades Typ Mobitz II.

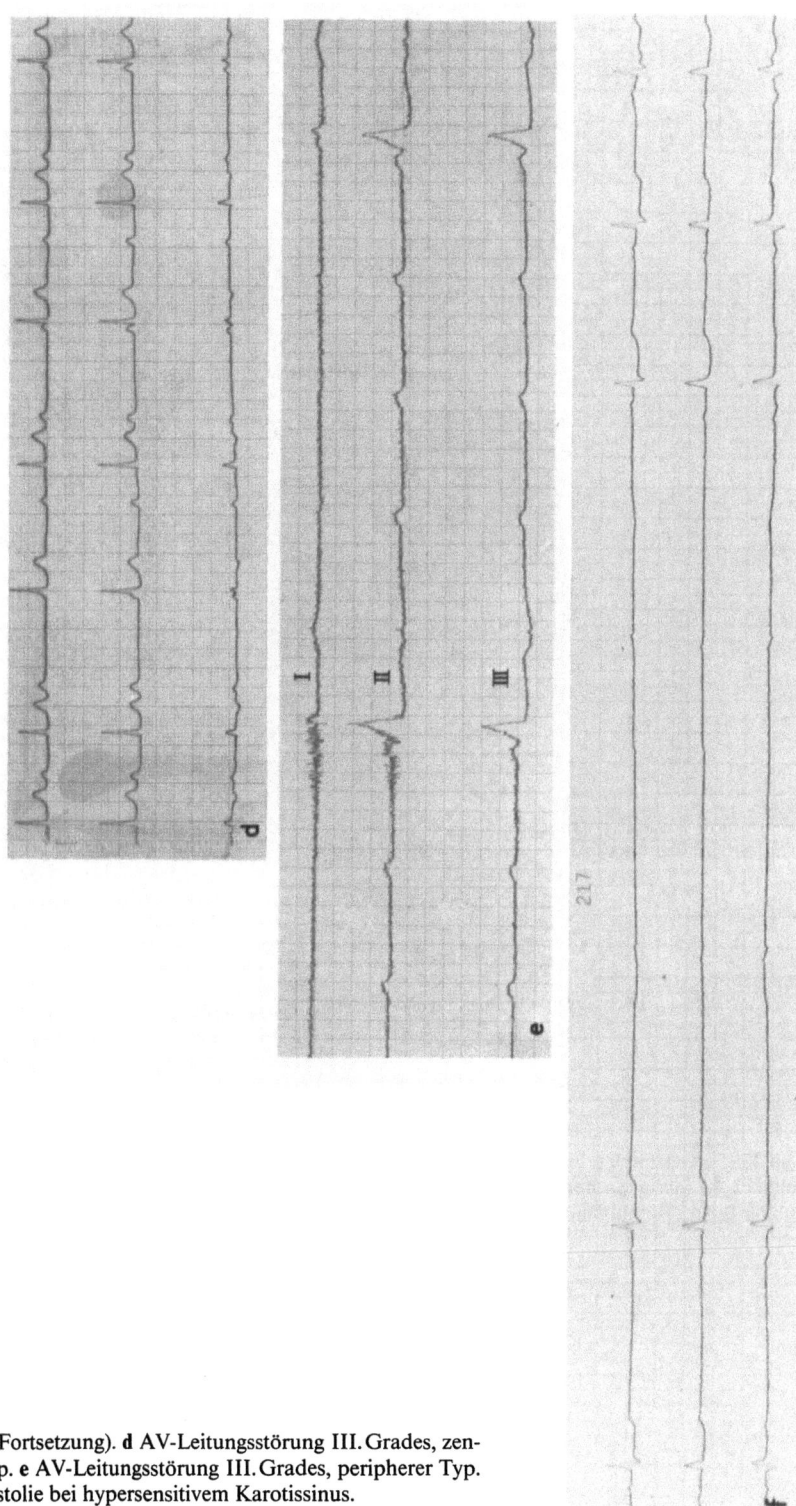

Abb. 23 (Fortsetzung). **d** AV-Leitungsstörung III. Grades, zentraler Typ. **e** AV-Leitungsstörung III. Grades, peripherer Typ. **f** Panasystolie bei hypersensitivem Karotissinus.

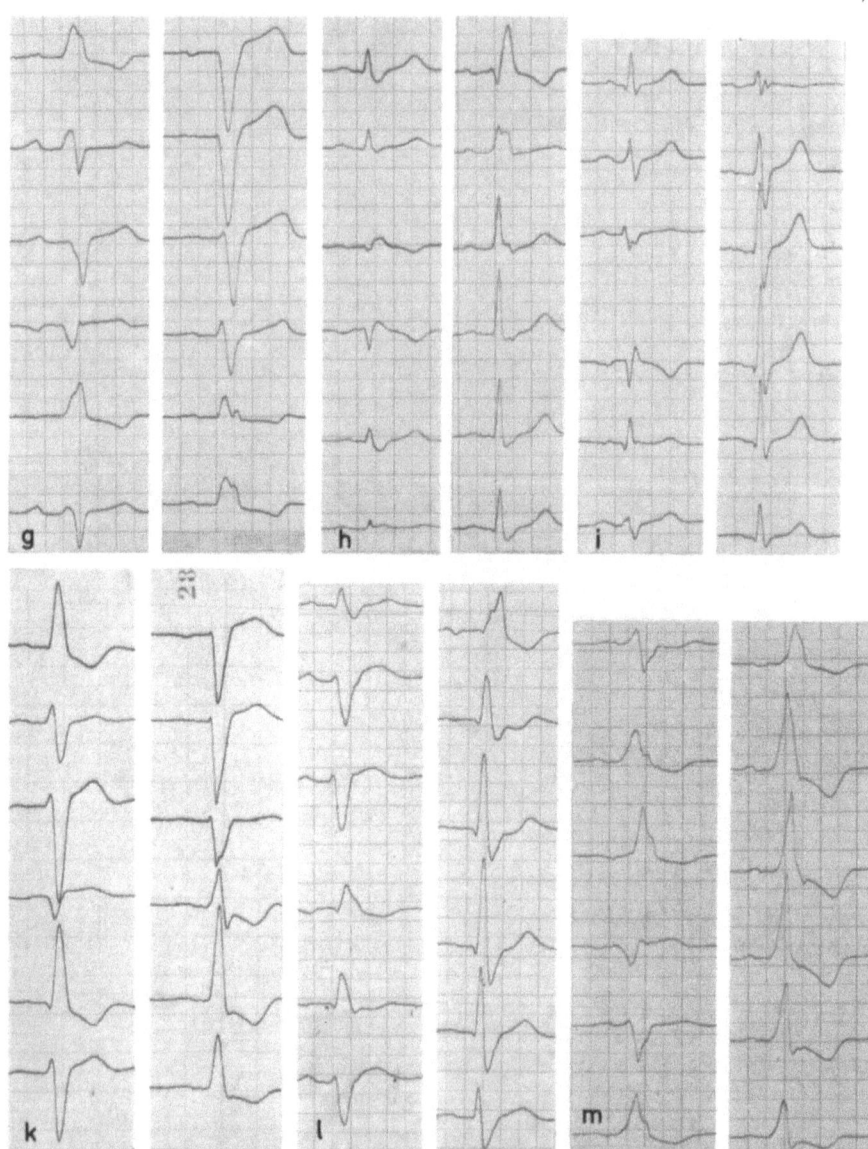

Abb. 23 (Fortsetzung). **g** Linksschenkelblock. **h** Rechtsschenkelblock. **i** Inkompletter Rechtsschenkelblock. **k** Linksanteriorer Hemiblock. **l** Bifaszikulärer Block: Kombination von **i** und **k**. **m** Bifaszikulärer Block: Kombination von **i** und linksposteriorem Hemiblock

Bei dem *Typ I der AV-Blockierung II. Grades* (Wenckebach-Periodik) wird die PQ-Strecke bis zu einem Höchstwert zunehmend länger mit dann nach P aussetzender AV-Überleitung. An diese Pause, die stets kürzer als 2 R-R-Intervalle ist, schließt sich eine normale QRS-Gruppe mit regelrechter PQ-Zeit an.

Bei dem *Typ II der AV-Blockierung II. Grades* (Mobitz-Block) kommt es nach normalem P zu einem ein- oder mehrmaligen Kammerausfall, wobei die PQ-Zeit konstant bleibt. Die Leitungsausfälle können regelmäßig, z.B. 2:1, 3:1, 4:1 usw. auftreten, d.h. nur jede 2., 3. oder 4. Vorhoferregung wird übergeleitet.

Bei der *zentralen Form der AV-Blockierung III. Grades* bleiben die schmalen Kammerkomplexe gegenüber einem normalen Grundrhythmus unverändert, entsprechend der Reizbildung oberhalb des His-Bündels. Bei der *peripheren Form* dagegen sind die QRS-Gruppen schenkelblockartig deformiert und verbreitert, da hier die abnorme Reizbildung in einem tertiären Ventrikelzentrum erfolgt. Bei beiden Formen besteht eine völlige Dissoziation zwischen Vorhöfen und Kammern.

Intraventrikuläre Erregungsleitungsstörungen zeigen eine unterschiedliche Morphologie im EKG, je nachdem, in welchem Tawara-Schenkel die Erregungsausbreitung verzögert oder unterbrochen ist. Demnach sind zu unterscheiden Rechtsschenkelblock und Linksschenkelblock. Die Verzögerung oder Unterbrechung der intraventrikulären Leitung kann partiell oder total sein, so daß sich komplette von unkompletten Schenkelblockbildern abgrenzen lassen. Beim inkompletten Schenkelblock beträgt die Dauer der QRS-Gruppe 0,10–0,12 s, beim kompletten mehr als 0,12 s.

Der *komplette Rechtsschenkelblock* zeigt eine Verbreiterung und Aufsplitterung des QRS-Komplexes über den rechtspräkordialen Ableitungen, wobei 2 oder mehrere R- bzw. S-Zacken registriert werden können. Die Kammeraktivierungszeit (oberer Umschlagspunkt = OUP oder „intrinsicoid deflection"), d.h. der Abstand zwischen Q und dem Gipfel der letzten R-Zacke, auch als absolute Negativitätsbewegung bezeichnet, beträgt 0,08 s oder mehr. Der *inkomplette Rechtsschenkelblock* bietet formal ein ähnliches Bild, die QRS-Zeit liegt jedoch unter 0,12 s und die QR-Zeit ist geringer, jedoch stets mehr als 0,03 s in V_1–V_2. Häufig findet sich in der Frontalebene ein Links- oder Rechtstyp. Bestehen in I eine schmale, hochspitze R-Zacke und eine tief negative plumpe S-Zacke sowie in III eine tiefe S-Zacke, so bezeichnet man diesen linkstypischen Rechtsschenkelblock als Wilson-Block.

Ein *inkompletter Rechtsschenkelblock* kommt mitunter bei Gesunden vor, z.B. als physiologischer Befund im Jugendalter oder familiär, so daß er nicht immer als Zeichen einer Herzerkrankung gedeutet werden darf. Als häufigste Ursachen eines *kompletten Rechtsschenkelblockes* kommen Cor pulmonale und Vorhofseptumdefekt in Betracht.

Ein *Linksschenkelblock* zeichnet sich durch eine QR-Zeit von mehr als 0,05 s über V_3–V_5 aus. Es fehlen die R-Zacken rechtspräkordial. Linkspräkordial und in Ableitung I sind die R-Zacken verbreitert, plump und evtl. gesplittert oder plateauförmig abgeflacht.

Ein Linksschenkelblock mit peripherer Niederspannung, auch als *Arborisationsblock* bezeichnet, gilt als Zeichen einer diffusen fibrotischen Myokardveränderung. In Abl. I und linkspräkordial ist eine verbreiterte, gesplitterte bzw. M-förmige R-Zacke ohne Q in diesen Ableitungen vorhanden.

Die häufigsten *Ursachen eines Linksschenkelblockes* sind: ischämische Herzerkrankung (koronare Herzkrankheit), Hypertonie, Kardiomyopathie, Aorteninsuffizienz, Aortenisthmusstenose, Aortenstenose.

Die *Prognose* eines Linksschenkelblockes gilt als schlechter als die eines Rechtsschenkelblockes. Er sollte deshalb als ernsterer Befund angesehen werden, dessen Ursache Klärung verlangt. In der Regel handelt es sich um degenerative Herzerkrankungen. Auch eine Aorteninsuffizienz, seltener eine Aorten- bzw. Aortenisthmusstenose, aber auch Virusmyokarditis und Kardiomyopathie, können eine solche Veränderung verursachen.

Zu der *Ausbildung eines Hemiblockes* kommt es bei Verzögerung oder Unterbrechung der Erregungsleitung in einem der beiden Faszikel des linken Tawara-Schenkels. Demnach unterscheidet man linksanteriore oder linksposteriore Hemiblöcke. Von Rosenbaum et al. stammt 1968 die Erstbeschreibung der Hemiblockformen mit den in der Tabelle 2 angegebenen Kriterien.

Tabelle 2. Kriterien für Hemiblockformen nach Rosenbaum et al.

1. Reiner links-anteriorer Hemiblock:
   - Mittlere frontale QRS-Achse − 45° bis − 60°
   - q in Abl. I und aVL
   - S in Abl. III
   - QRS-Dauer maximal 0,10 s
   - Mäßige Voltage von R_I, R_{II} und S_{III}

2. Reiner links-posteriorer Hemiblock
   - Mittlere frontale QRS-Achse um + 120°
   - S in Abl. I
   - q in Abl. III
   - Relativ hohe R-Zacke in Abl. II und III
   - Rechtsventrikuläre Hypertrophie ausgeschlossen (hingegen Anhaltspunkte für linksventrikuläre Erkrankung)

Nach neuen Publikationen werden auch folgende Kriterien angegeben:

1. Links-anteriorer Hemiblock:
   - Mittlere frontale QRS-Achse − 30°
   - Q_I – S_{II} - Typ
   - Vorkommen von qrS in V_1 und/oder V_2 möglich
   - QRS-Dauer an der oberen Normgrenze (bis 0,15 s)
   - Tiefe S-Zacke links präkordial

2. Links-posteriorer Hemiblock:
   - S_I – Q_{III} – Typ
   - Hohe R-Zacke in II, III, aVF
   - Mittlere frontale QRS-Achse meist + 120°
   - QRS normal oder leicht verlängert
   - OUP in aVF mit 45 ms verzögert

Das *Präexzitationssyndrom* geht klinisch-anamnestisch häufig mit tachysystolischen Herzanfällen einher vom Typ paroxysmaler supraventrikulärer Tachykardien, schnellem Vorhofflimmern oder -flattern u. a. Im EKG-Befund ist es durch Verkürzung der AV-Überleitung mit Fehlen einer PQ-Strecke gekennzeichnet. Bleiben dabei die QRS-Gruppen unverändert, dann zeigt dies ein LGL-Syndrom nach Lown,

Ganong und Levine an. Ist allein QRS im aufsteigenden Schenkel verbreitert, so handelt es sich um ein *Mahaim-Syndrom*. Das Vollbild der Früherregung wird in dem WPW-Syndrom nach Wolf, Parkinson und White erreicht. Hier folgt der PQ-Verkürzung (weniger als 0,12 s) eine QRS-Verbreiterung durch trägen Anstieg der R-Zacke mit diskordanter Verlaufsänderung der ST- und T-Abschnitte. Die Ursache dieser keineswegs seltenen Früherregungsanomalie liegt in angeborenen Abnormitäten der Erregungsleitung infolge Persistenz aberrierender embryonaler Leitungsfaszikel mit beschleunigter Leitungspotenz (James-Bündel, Mahaim-Fasern, Kent-Bündel, vgl. Abb. 24).

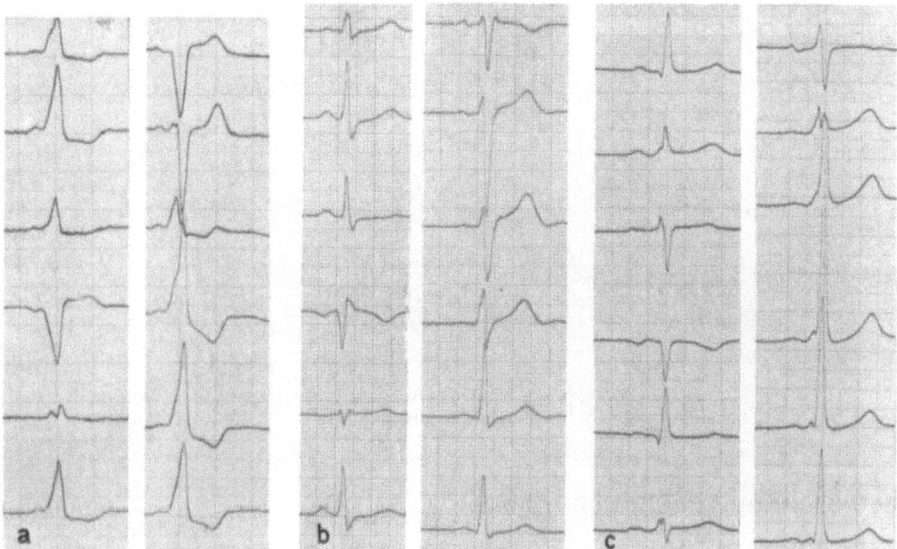

Abb. 24 a–c. Präexzitationssyndrom im EKG-Befund. **a** WPW-Syndrom. **b** LGL-Syndrom. **c** Mahaim-Syndrom

9.5 Schrittmacher-EKG (Abb. 25)

Nach der Implantation eines elektrischen Schrittmachers wird das EKG in typischer Weise verändert. Es findet sich ein strichförmiges Potential des Impulsgenerators als Spike mit einer Dauer von 1,5–2 ms. Die dadurch hervorgerufenen Veränderungen sind je nach Lokalisation der Elektrode verschieden im Bereich der P-Welle bzw. der R-Zacke. Der QRS-Komplex ist stets schenkelblockartig verformt, da ja unter der Schrittmacherstimulation des Herzens der rechte Ventrikel zeitlich vor dem linken erregt wird. Bei der meist rechtsventrikulären Elektrodenimplantation findet sich daher in der Regel eine linksschenkelblockartige Deformierung. Je nach der Art des Steuersystems des Schrittmachers können die Impulse starrfrequent sein oder, wie bei den heute nahezu ausschließlich verwandten Stand-by-Schrittmachern, im Wechsel mit dem Eigenrhythmus im EKG registriert werden.

Abb. 25 a. EKG bei elektrischem Schrittmacher. **a** Ausschließlich Schrittmacherrhythmus.

9.6 Ischämiereaktionen (Abb. 26)

Beim Angina-pectoris-Anfall kann es als Folge der Ischämie im Sinne eines Anfalls-EKG zu mehr oder weniger stark ausgeprägten ST-Senkungen und T-Negativierungen kommen. Die ST-Senkung ist hierbei nur dann als pathologisch einzustufen, wenn sie einen horizontalen oder deszendierenden Verlauf zeigt mit mehr als 1 mm Senkung unter die Nullinie in den Extremitätenableitungen und 2 mm in den Brustwandableitungen. Eine aszendierende ST-Senkung gilt als Ischämiehinweis, wenn der Durchgang durch die Nullinie in dem positiven Bereich später als 80 ms nach dem J-Punkt erfolgt. Ein normales Ruhe-EKG schließt eine koronare Herzkrankheit keineswegs aus. Häufig bringt erst das EKG unter dosierter Belastung mittels Fahrradergometer oder Kletterstufe eine wesentliche Erweiterung der Aussage. Dann kommt es unter der Belastung zu den erwähnten Veränderungen im ST-Verlauf bzw. zu einer Verstärkung der vorbestehenden pathologischen Ausbildung. Das während des Angina-pectoris-Anfalles geschriebene *Anfalls-EKG* kann folgende Veränderungen zeigen, die für eine Myokardischämie charakteristisch sind:
ST-Streckensenkungen, besonders linkspräkordial als horizontale ST-Senkung mehr als 0,1 mV oder als deszendierende ST-Streckensenkung, mehr als 0,1 mV in den Brustwandableitungen.
T-Negativierungen (besonders spitz-negatives, sog. koronares T).
ST-Hebungen (z. B. bei Prinzmetal-Angina).

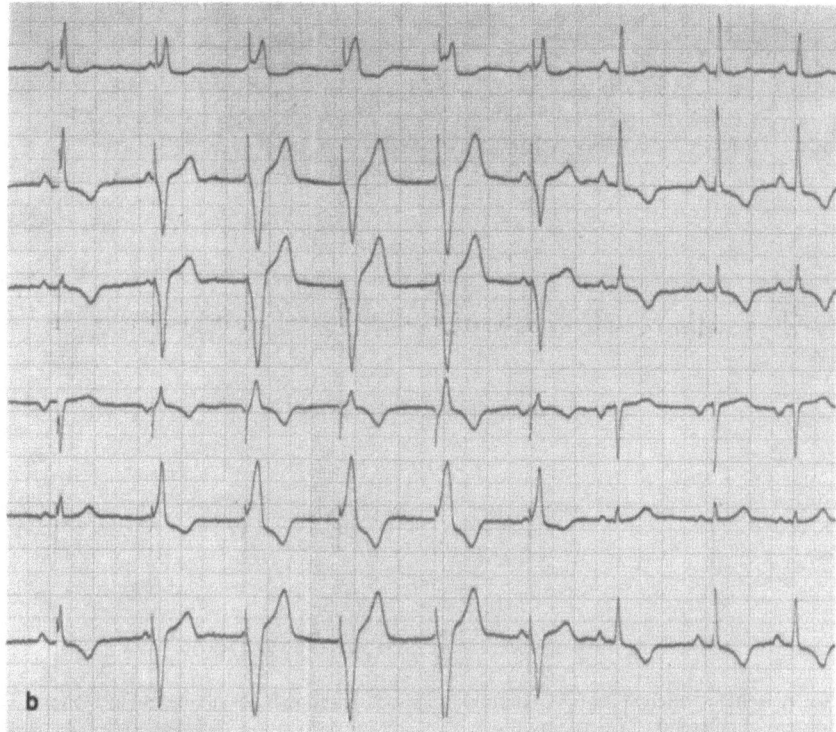

b

Abb. 25 (Fortsetzung). **b** Wechsel von Schrittmachersystolen, Kombinationssystolen und Eigenerregung

Eine aus einer isoelektrischen ST-Strecke scharf abgesetzte T-Zacke im Ruhe-EKG kann auf eine myokardiale Ischämie hinweisen. Bei diesen Patienten ist stets ein positives, d. h. pathologisches Belastungs-EKG zu erwarten.

Ein *negativer Ruhe-EKG-Befund,* der etwa in 50 v.100 der Fälle nachweisbar ist, schließt eine Koronarerkrankung keineswegs aus. Zu der Erfassung einer ischämischen Herzerkrankung ist daher bei negativem Ruhe-EKG-Befund stets ein Provokationstest (Belastungs-EKG) durchzuführen.

Persistierende ST-Hebungen, v.a. in V_2–V_4 finden sich häufig bei Kontraktionsstörungen des linken Ventrikels in einer der folgenden Formen:

Hypokinesie: Regionales oder generalisiertes Zurückbleiben der Kammerwand während der Kontraktion.

Akinesie: Vollständige Aufhebung der systolischen Einwärtsbewegungen kleinerer und größerer Kammerwandareale.

Dyskinesie: Systolisch laterale bzw. paradoxe Bewegungen von Kammerwandteilen.

Herzwandaneurysma: Neben dyskinetischen bzw. akinetischen Kontraktionsstörungen Veränderungen mit mehr oder weniger deutlich abgesetzten Wandausbuchtungen vom Ventrikelkavum bei überdauernder Kontraktion und ausgelöschter Trabekelstruktur.

Im Gegensatz zur typischen Angina pectoris zeigt die *Variantform* der *Prinzmetal-Angina pectoris* im EKG keine Senkung, sondern eine Hebung der ST-Strecke. Die

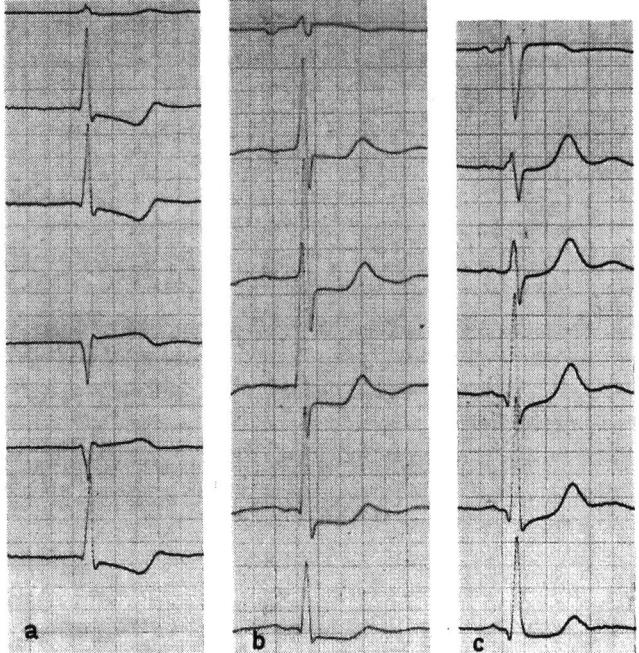

Abb. 26a–c. Ischämiezeichen im EKG-Befund. **a** Deszendierende ST-Senkung. **b** Horizontale ST-Senkung. **c** Aszendierende ST-Senkung

ST-Elevation kann Sekunden bis Minuten nachweisbar sein, die R-Amplitude ist dabei meist erhöht. Diese EKG-Veränderungen, die während des Anfalls, ohne Anfall oder bei Belastung nachweisbar sind, normalisieren sich rasch wieder. Die Serumenzyme sind dabei nicht erhöht. Prinzmetal und Mitarbeiter beschrieben 1959 dieses Krankheitsbild erstmals. Sie sahen es besonders bei Veränderungen der rechten Koronararterie, später auch bei Befall anderer Koronararterien. Als Ursache werden arteriosklerotische Veränderungen mit Stenosierung, v. a. aber auch Spasmen der Koronararterien angenommen.

9.7 EKG bei Herzinfarkt

Ausgedehnte Herzinfarkte rufen elektrokardiographisch so charakteristische Bilder hervor, daß bei etwa 80% der Patienten eine Diagnostik der ausgedehnten transmuralen Infarkte ermöglicht wird. Die Infarkte, die nur etwa 10% der Kammermuskulatur des linken Ventrikels betreffen, werden jedoch in der Regel elektrokardiographisch nicht erfasst.

In der unmittelbaren Umgebung des Nekrosebereichs kommt es zu schweren Stoffwechselstörungen, die von reaktiven Entzündungsvorgängen begleitet werden. Diese als Läsionszone bezeichneten Bezirke sind am Ende der Depolarisation weniger stark elektronegativ als die inneren Schichten des Myokards. Dadurch besteht am Ende der Depolarisation eine Potentialdifferenz, wobei der Vektor von innen nach außen, d. h. zu dem relativ elektropositiven bzw. zu den weniger elektronegativen Bezirken gerichtet ist.

Deshalb ist in den entsprechenden Ableitungen, auf die der Vektor zeigt, eine *ST.-Hebung* zu erwarten.

Der Hauptvektor der *T-Zacke* ist vom Infarktherd weggerichtet und verläuft mit dem Initialvektor des QRS-Komplexes mehr oder weniger parallel. Bei lokaler Myokardhypoxie sind die Außenschichten noch elektronegativ, während die Innenschichten bereits wieder vollkommen repolarisiert und damit elektropositiv sind. Damit muß zwangsläufig während der Repolarisationsphase der Vektor von außen nach innen gerichtet sein, da der Vektor immer zum elektropositiven Bezirk weist.

Das nekrotische Myokardgewebe ist nicht mehr in der Lage bioelektrische Potentiale zu erzeugen. Daher wird der Summationsvektor nur noch von der gesunden Muskulatur gebildet und erfährt, abhängig von der Lokalisation und dem Umfang der Nekrose, eine andere Größe und Richtung. Da das nekrotische Gewebe nicht mehr aktiv den Summationsvektor beeinflußt, ist dieser stets von der infarzierten Muskulatur weggerichtet. Je nach den Projektionsbedingungen dieses Initialvektors auf die Frontalebene der Extremitätenableitungen bzw. Horizontalebene der Brustwandableitungen kommt es zur Darstellung entsprechender *Q-Zacken*.

Die Myokardläsion verursacht eine *monophasische Stromkurve*, die *Pardee-Zacke* spricht für ein akutes Ereignis. Diese kann einige Stunden nach dem Infarkt auftreten und sich Stunden bzw. Tage danach zurückbilden. Auch kann dieses Bild einer akuten Ischämie, z. B. während einer Herzkatheteruntersuchung, im Laufe von Sekunden oder Minuten verschwinden, obwohl sorgfältige enzymatische Untersuchungen danach keinen Hinweis auf Nekrosen ergeben.

Wenn diese ST-Hebung spätestens 3 Wochen nach einem frischen Infarkt sich nicht zurückbildet, kann sie als *persistierende ST-Elevation* Hinweis auf kinetische Störungen sein, z. B. auf ein Herzwandaneurysma.

Das EKG-Zeichen für eine Nekrose ist die *Pardee-Q-Zacke*, die jedoch eine Dauer von mindestens 0,04 s und eine Tiefe von ¼–⅓ der betreffenden R-Zacke haben muß. Dieses Q kann konstant nach dem Ereignis eines Infarktes nachweisbar bleiben und dann als Hinweis für eine Narbe im Bereich der Nekrose gelten.

Lagebedingte Q-Zacken sind durch Ableitungen des EKG in tiefer In- und Exspiration zu registrieren. Lagebedingte Q-Veränderungen zeigen dabei im Vergleich zum Pardee-Q wesentlich größere Schwankungen während der Atemphasen.

Darüber hinaus ermöglicht das EKG neben einer globalen Diagnostik des Infarktes auch eine *topographische Lokalisation*. Dabei wird zwischen Vorderwand-, Hinterwand- und Septuminfarkt unterschieden. Für ihre Erkennung ist die Auswahl der Ableitungen von großer Bedeutung. Der *Hinterwandinfarkt*, je nachdem, ob es sich um einen inferior-diaphragmalen Infarkt oder einen strikt posterioren Infarkt handelt, verlangt unterschiedliche Ableitungen. Während dazu die Ableitungen II, III, aVF und D geeignet sind, ist der strikt posteriore Infarkt über V_1, Vr_3, Vr_4 und V_7–V_9 zu registrieren. Der *Vorderwandinfarkt* kommt besonders in den Brustwandableitungen zum Ausdruck. Daraus folgt, daß Vorderwandinfarkte der Diagnostik entgehen können, wenn nicht die Wilson-Ableitungen angefertigt werden.

Die typischen EKG-Veränderungen beim frischen Herzinfarkt unterschiedlicher Lokalisation sind in der folgenden Abb. 27 a–b wiedergegeben.

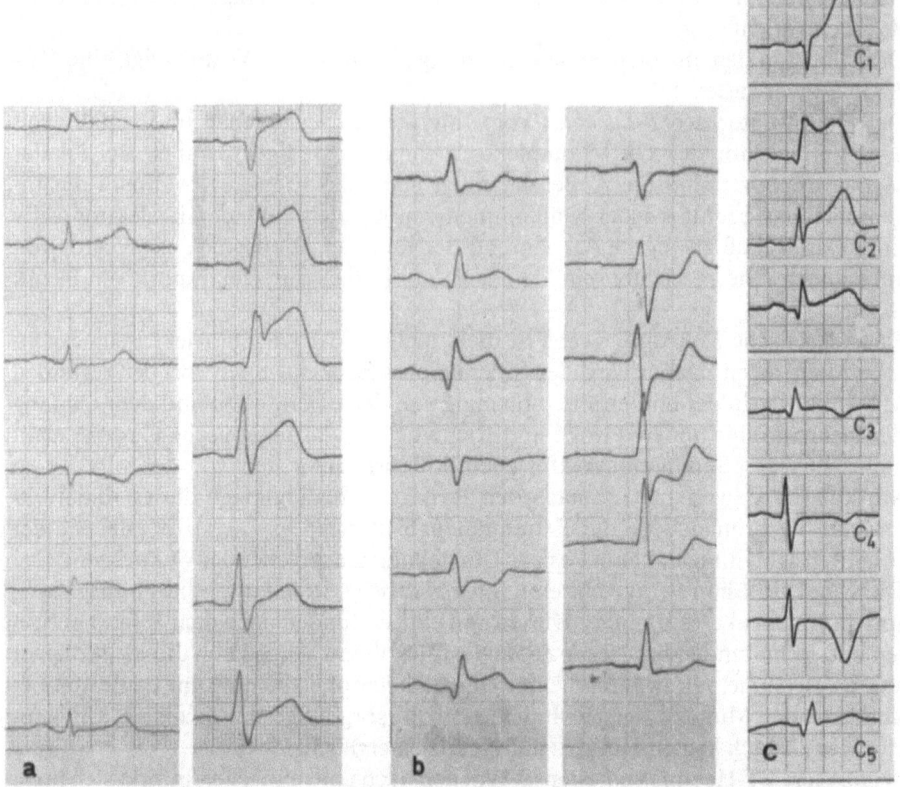

Abb. 27 a–c. EKG-Befund bei Herzinfarkt. **a** Vorderwandinfarkt in der Akutphase. **b** Hinterwandinfarkt in der Akutphase. **c** Infarkt-Verlaufstadien: c_1 Anfangsstadium, Erstickungs-T. c_2 Akutes
bzw. frisches Stadium. Erhöhter ST-Abgang von dem absteigenden Schenkel der R-Zacke als sog.
koronare Welle oder koronare hohe Schulter. c_3 Zwischenstadium. Kombination eines noch erhöhten Abganges der ST-Strecke vom absteigenden Schenkel der R-Zacke mit einer bereits angedeutet
negativen T-Zacke und mit beginnender Ausbildung einer pathologischen Q-Zacke im Sinne des
Pardee-Q. c_4 Folgestadium, gleichschenklig-tief-negative T-Zacken mit pathologischer Q-Zacke. c_5
Endstadium. Abflachung der zuvor tief-negativen Infarkt-T-Zacken.

Verlaufsstadien des Herzinfarktes im EKG (vgl. Abb. 27 c)
Akutes Stadium
Als Folge des akuten Koronararterienverschlusses kommt es zur Ausbildung der
folgenden myokardialen *Ischämiezeichen,* die jedoch sehr flüchtig und demzufolge
nicht immer erfaßbar sind:
Änderung der Repolarisationsphase (T-Welle, U-Welle und ST-Strecke). Änderung
der Depolarisationsphase (QRS-Komplex).
Änderung im Verhältnis zwischen Repolarisation und Depolarisation.
Störungen der Erregungsrückbildung sind meist Zeichen einer myokardialen Ischämie, da die Repolarisationphase gegenüber einer Minderdurchblutung empfindli-
cher als die Depolarisationsphase ist. Veränderungen des QRS-Komplexes entstehen dementsprechend später und haben eine geringere Rückbildungstendenz.

Im EKG findet man in der Initialphase eine T-Überhöhung als *Erstickungs-T* oder T-en-Dôme, was auf eine Innenschichtalteration hinweisen soll.

An der Grenze des ischämischen bzw. nekrotischen Herzmuskelbezirks entsteht ein Verletzungspotential, das eine monophasische Deformierung des Kammerendteils bewirkt. Die *ST-Strecke* ist kuppelartig oder plateauartig verformt. Die T-Zacke ist i.allg. nicht abgrenzbar.

Dem Stadium der Ischämie folgt bei Nichtnormalisierung der Durchblutungsverhältnisse die Ausbildung der *Nekrose*. Diese Nekrose führt zu Veränderungen des initialen QRS-Vektors. Je nach Lokalisation und den Projektionsbedingungen kommt es zur Ausbildung pathologischer Q-Zacken.

Reaktives Folgestadium

Dieses Stadium wird durch die *Negativierung der T-Zacke* eingeleitet, die gleichschenklig-spitz-negativ umgebildet wird als koronares T oder terminal-negatives T. Die ST-Hebung kehrt zur isoelektrischen Linie zurück. Dabei wird häufig ein subakutes Stadium durchlaufen, bei dem die T-Welle gleichschenklig-negativ wird und die ST-Strecke noch oberhalb der isoelektrischen Linie liegt.

Endstadium (Postinfarktstadium)

In diesem Stadium kann der Kammerendteil unverändert bleiben oder aber auch wieder völlig normalisiert werden. ST-, T-Veränderungen sind nicht mehr nachweisbar. Oft ist nur ein Q als Zeichen des abgelaufenen Infarktes vorhanden, jedoch auch völlige Normalisierungen sind möglich.

Die *Differentialdiagnose von Infarkt- und Schenkelblockbildern* ist von praktischer Bedeutung.

Beim *Linksschenkelblock* findet sich linkspräkordial sowie über Ableitung I keine Q-Zacke. Ist sie nachweisbar, spricht dies für einen Infarkt, ebenso wie eine linkspräkordiale R-Reduktion bzw. R-Zackenverlust.

Beim *Rechtsschenkelblock* ist normalerweise eine Q-Zacke vorhanden, weil der initiale Septalvekor von links nach rechts hier erhalten bleibt, es sei denn, es liegt ein Kammerseptuminfarkt vor.

Bei *Vorderwandinfarkt und Rechtsschenkelblock* kommt es zum R-Verlust oder R-Reduktion über den betroffenen Anteilen, woraus ein QR-Typ resultiert.

Die Diagnose eines *Inferior-Diaphragmal-Infarktes* bei Rechtsschenkelblock ist möglich, wenn entsprechende Infarktveränderungen über Ableitung III, aVF und Nehb D nachweisbar sind.

Bei Schenkelblockformen gewinnt die *Verlaufsbeobachtung* für die Infarktdiagnostik eine besondere Bedeutung.

Weitere *differentialdiagnostische Schwierigkeiten* in der Unterscheidung eines frischen Herzinfarktes können sich ergeben gegenüber einer Lungenembolie, einer akuten Perikarditis, einer idiopathischen Herzmuskelhypertrophie sowie unspezifischen Veränderungen.

9.8 Herzmuskelhypertrophie (Abb. 28)

Als charakteristische Merkmale einer muskulären Hypertrophie umschriebener Herzabschnitte gelten im EKG eine Amplitudenzunahme sowie eine Formänderung des entsprechenden EKG-Abschnitts. Bei der *Hypertrophie der Vorhöfe* kommt es zu einer Veränderung der P-Zacke mit monophasischer Betonung bei diphasischem Verlauf. Betrifft die Hypertrophie einen *Ventrikel,* so sind Veränderungen im Bereich der QRS-Gruppen mit Amplitudenzunahme und Verbreiterungen der QRS-Komplexe nachweisbar. Auf der Grundlage dieser erfaßbaren Veränderungen des EKG lassen sich für die Hypertrophie der einzelnen Herzabschnitte unterschiedliche Kriterien aufstellen.

Bei der *Hypertrophie der Vorhöfe* wird wegen der anatomischen Lage der Vorhöfe die P-Zacke zuerst von der Erregung des rechten und nachfolgend des linken Vorhofes gebildet. Normalerweise beträgt der zeitliche Unterschied der maximalen Erregung der Vorhöfe bis 0,03 s. Der P-Vektor des rechten Vorhofs zeigt nach vorn und unten. Der P-Vektor des linken Vorhofs ist nach links, hinten und oben gerichtet. Daraus ergibt isch, daß die P-Zacke in I, II und aVL positiv ist. Bei den Brustwandableitungen bleibt die P-Zacke klein, wobei sie am deutlichsten noch in V_1 zu registrieren ist. Man findet hier einen kleinen positiven Anteil (P-Vektor wird zuerst vom vornliegenden rechten Vorhof gebildet) und einen kleinen negativen Anteil (P-Vektor zeigt von V_1 weg).

Bei einer *Hypertrophie des rechten Vorhofs* kommt es zu der Ausbildung eines *P-dextroatriale.* Es ändert sich die Richtung des P-Vektors nach rechts vorn und unten. Durch die bestehende Druck- oder Volumenüberlastung des rechten Vorhofes kommt es zu einer muskulären Hypertrophie und damit zu einer geringen Erregungsverzögerung, so daß die Erregung beider Vorhöfe zusammenfällt. Die P-Zacke wird in II und III hoch und spitz positiv mit einer Amplitude mehr als 0,2 mV beim Erwachsenen bzw. 0,25 mV bei Kindern. Ihre Dauer bleibt jedoch konstant. Diese spitz positive und erhöhte P-Zacke ist ebenfalls in V_1 nachweisbar. Bei Drehung des P-Vektors weiter nach vorn ist die P-Zacke in V_2 ausgeprägter als in V_1.

Ein solches *P-dextroatriale* findet sich bei Cor pulmonale mit pulmonaler Hypertonie z. B. beim Lungenemphysem, ferner als Folge einer ausgeprägten Rechtsherzhypertrophie bei Pulmonalstenose und Fallot-Angiokardiopathie.

Bei einer muskulären *Hypertrophie des linken Vorhofs* kommt es zu der Ausbildung eines P-sinistroatriale. Hier zeigt der P-Vektor nach links hinten und oben. Die P-Zacke wird in Abl. I und II über 0,11 s verbreitert und meist doppelgipflig, da der linke Vorhof später erregt wird als der rechte. Die Abweichung des P-Vektors nach links hinten bewirkt über V_1 eine stärkere Negativierung von P. Es wird daher tiefer als 0,15 mV und breiter als 0,08 s. Das P über den Ableitungen V_5 und V_6 entspricht etwa dem in den Ableitungen I und II.

Das *P-sinistroatriale* findet sich bei Hypertrophie des linken Vorhofs u. a. infolge Mitralstenose sowie bei Mitralinsuffizienz. Es tritt aber auch als Zeichen der sekundären Überlastung des linken Vorhofs bei ausgeprägter linksventrikulärer Hypertrophie auf dem Boden einer Aortenstenose, Aorteninsuffizienz oder bei chronischer koronarer Herzkrankheit als Folge eines erhöhten linksventrikulären enddiastolischen Druckes auf.

Bei *Hypertrophie beider Vorhöfe* kommt es zum Bild des P-biatriale, auch als *P-kardiale* bezeichnet. Der P-Vektor ist zunächst nach rechts vorn und dann nach links unten gerichtet. Die P-Zacke ist in den Ableitungen I, II und III höher als 0,20 mV und breiter als 0,11 s. In den Ableitungen V_1 und V_2 zeigt sie einen hohen, spitzpositiven Anteil über 0,15 mV und einen breiten, tief-negativen Anteil, tiefer als

0,15 mV und breiter als 0,08 s. Diese Werte sind allerdings stets im Verhältnis zur Amplitude des QRS-Komplexes und zur Ableitung mit der maximalen Projektion des P-Vektors zu beurteilen. Das *P-biatriale* kommt bei Mitralstenose mit pulmonaler Hypertonie, bei Aortenklappenfehlern mit Rechtsherzinsuffizienz oder Myokarderkrankungen mit Links- und Rechtsherzinsuffizienz vor. Die folgende Tabelle 3 nach Parsi und Wolf faßt noch einmal die EKG-Kriterien der Vorhofhypertrophie als Übersicht zusammen.

Tabelle 3. EKG-Kriterien der Vorhofhypertrophie nach Parsi und Wolf

EKG	P-dextroatriale	P-sinistroatriale	P-biatriale
Elektrische Herzachse in der Frontalebene	> 60° nach rechts	> 60° nach links	
P-Dauer	Häufig normal	Verlängert	Verlängert
P-Welle in Extremitätenableitungen	Hoch und spitz in II, III und/oder aVF	Doppelgipflig mit erhöhtem 2. Anteil in I, aVL	Hoch, verbreitert in II
P-Welle in Brustwandableitungen	Hoch, spitz oder biphasisch mit positiver Initial- und nicht verbreiterter negativer Terminalkomponente in V_1	Biphasisch mit einem flachen positiven 1. und tiefen negativen 2. Teil in V_1, doppelgipflig, im 2. Teil deutlicher ausgeprägt und verbreitert in V_6	Deutlich biphasisch mit hoher, spitzer, initial positiver und breiter, terminal negativer Komponente

Auch bei der *Hypertrophie der Ventrikel* werden die elektrokardiographischen Veränderungen heute vektoriell gedeutet. Aus der Summe der Einzelvektoren, die sich aus dem elektronegativen Verhalten eines erregten Herzmuskelanteils gegenüber einem unerregten ergeben, stellt sich ein Summationsvektor dar. Die Richtung eines jeden Vektors zeigt stets von der elektronegativen zur elektropositiven Seite. Bei der Depolarisation der Ventrikel verläuft die Vektorrichtung von links nach rechts (0,01–0,02 s). Über Ableitung V_1 bildet sich eine kleine Q-Zacke, da der Vektor von hier wegläuft. Der Summationsvektor weist nach links unten, die Erregung läuft vom Endo- zum Epikard und zur Herzspitze. Bei maximaler Erregung des linken Ventrikels (0,04–0,05 s nach Beginn der Depolarisation) wird die größte R-Zacke über V_5 und V_6 registriert, da der Vektor auf diese Punkte gerichtet ist, von V_1 aber wegläuft. Deshalb kommt es hier zur Aufzeichnung negativer Potentiale. Die gesamte Depolarisation dauert gewöhnlich 0,06–0,10 s. Das Verhalten der T-Zacke während der Repolarisation ist entsprechend zu erklären. Durch Verwendung von Extremitäten- und Brustwandableitungen lassen sich die Raumvektoren in einer frontalen und einer horizontalen Ebene darstellen.

Die Differenzierung zwischen *Druck- und Volumenbelastung,* zwischen konzentrischer und exzentrischer Hypertrophie ist nicht immer möglich. Jedoch ist bei exzentrischer Hypertrophie die QRS-Dauer im Durchschnitt länger als bei konzentrischer Hypertrophie.

Durch *Hypertrophie eines Ventrikels,* die durch idiopathische Hypertrophie sowie Druck- und Volumenbelastung bedingt sein kann (Intrinsic- bzw. Extrinsic-Faktoren) werden die folgenden *EKG-Kriterien* hervorgerufen:
Veränderungen der Amplitude,
Veränderungen der QRS-Dauer,
Erregungsleitungsstörungen,
ST- und T-Veränderungen,
Veränderungen der P-Zacken.

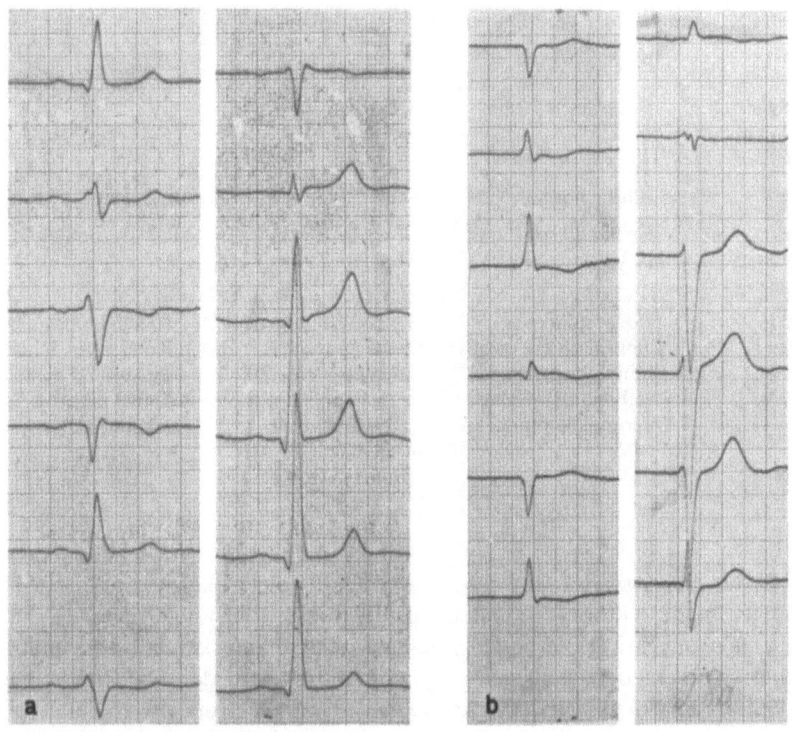

Abb. 28a, b. Hypertrophiezeichen im EKG. **a** Hypertrophie des linken Ventrikels. **b** Hypertrophie des rechten Ventrikels

Bei *rechtsventrikulärer Hypertrophie* weicht der vergrößerte QRS-Vektor nach rechts vorn und unten ab. Die Folge ist die Darstellung eines steil- bzw. rechtstypischen EKG in der Frontalebene. Die Hypertrophie der Muskulatur des rechten Ventrikels bedingt ferner eine Verzögerung der Erregungsausbreitung, die zu einer QRS-Verbreiterung und Verspätung des OUP führen kann.
Insgesamt ist die elektrokardiographische Diagnostik der rechtsventrikulären Hypertrophie durch Überwiegen der Muskelmasse des linken Herzens beim Erwachsenen erschwert, so daß möglichst viele Kriterien zur Beurteilung herangezogen werden müssen. Einzelheiten dieser Kriterien nach Widimsky gibt die Tabelle 4 wieder.

Tabelle 4. „Direkte" und „indirekte" elektrokardiographische Zeichen der rechtsventrikulären Hypertrophie nach Widimsky

„Direkte" Zeichen	„Indirekte" Zeichen
● $RV_1 > 7$ mm	● $RV_5 < 5$ m
● R/S in $V_1 > 1$	● $SV_5 > 7$ mm
● $RV_1 + SV_5 > 10,5$ mm	● R/S in $V_5 < 1$
● „Intrinsicoid deflection" in $V_{1,2}$ 0,03–0,05	● Vollständiger Rechtsschenkel- block + R′ < 15 mm
● qR in V_1 bei Ausschluß von Herdläsionen	● Unvollständiger Rechtsschenkelblock + R′ < als 10 mm
● Unvollständiger Rechtsschenkel- block + R′ > 15 mm	● $\dfrac{\text{R/S in } V_5}{\text{R/S in } V_1} < 10$
● Vollständiger Rechtsschenkel- block + R′ > 15 mm	● TV_1–TV_3 negativ
● Rechtsüberlastung in $V_{1,2}$	● $SV_1 < 2$ mm
	● $P_{II, III}$ pulmonale
	● Elektrische Achse von QRS > 110°
	● S_I, S_{II}, S_{III} – Typ des QRS-Komplexes
	● R/Q in aVR > 1

„Positive Diagnose" liegt vor, wenn 2 oder mehr direkte Zeichen nachweisbar sind.
Von „wahrscheinlicher Rechtsherzhypertrophie" wird gesprochen, wenn 1 direktes und 1 oder mehrere indirekte Zeichen vorliegen.
„Fragliche Diagnose" besteht bei Vorliegen nur eines direkten Zeichens allein oder einem indirekten Zeichen.

Tabelle 5. Kriterien der linksventrikulären Hypertrophie nach Sokolow und Lyon

Standardableitungen:
1. $RI + SII = 25$ mm oder mehr
2. ST I 0,5 mm oder mehr gesenkt
3. T I flach, biphasisch oder invertiert, besonders wenn es zusammen mit dem unter 2. genannten Kriterium und einer hohen R-Zacke vorkommt[1]
4. T II und T III biphasisch oder invertiert bei gleichzeitigem Vorkommen einer hohen R-Zacke und 2.
5. T 3 > T I bei Linkstyp sowie einem hohen QRS-Komplex über Ableitung I und III

Goldberger-Ableitungen:
1. ST Segment mehr als 0,5 mm in aVL oder aVF gesenkt
2. Flache, biphasische oder invertierte T-Zacke mit einer R-Zacke, die 6 mm oder größer ist in aVF in 1.
3. R-Zacke in aVL > 10 mm
4. Positive T-Zacke in aVR

Brustwandableitungen:
1. R-Zacke über V 5 oder V 6 > 26 mm
2. ST Strecke mehr als 0,5 mm über V_4, V_5, V_6 gesenkt
3. Eine flache, biphasische oder invertierte T-Zacke über V_4 bis V_6 mit einer normalen R-Zacke und einer kleineren S-Zacke und unter 2. genannten Kriterium
4. Kammeraktivierungszeit über V_5 oder V_6 0,06 s oder mehr, besonders bei einer hohen R-Zacke
5. $\dfrac{\text{R/S in V 5}}{\text{R/S in V 1}} > 100$
6. $RV_5 + SV_1 \geqslant 35$ mm, bei Kindern und Jugendlichen $\geqslant 45$ mm

Bei *linksventrikulärer Hypertrophie* rotiert der vergrößerte QRS-Vektor infolge der vermehrten linksventrikulären Muskelmasse nach links hinten und oben. Daraus ergibt sich ein Abweichen des QRS-Vektors in der Frontalebene nach links sowie eine Amplitudenzunahme von R links- und S rechtspräkordial. Bei extremer Hypertrophie kommt es zu einer Mangeldurchblutung des Myokards, die zu Veränderungen der ST-Strecke sowie der T- und U-Welle führen kann. Durch Verzögerung der Erregungsausbreitung tritt der OUP linkspräkordial später als 0,05 s auf. Über die Einzelheiten der Kriterien einer linksventrikulären Hypertrophie nach Sokolow und Lyon gibt die Tabelle 5 Aufschluß.

Bestehen neben einer linksventrikulären Hypertrophie ein kompletter Linksschenkelblock oder ein WPW-Syndrom, dann sind die elektrokardiographischen Zeichen dadurch so verändert, daß eine Erfassung der Hypertrophie im EKG nicht mehr möglich ist.

Bei *biventrikulärer Hypertrophie* ist die elektrokardiographische Diagnose oft schwierig, da sich häufig die Elektropotentiale in Richtung links und rechts gegenseitig aufheben im Sinne eines sog. Neutralisationseffektes nach Kienle oder nur Zeichen einer einseitigen, überwiegenden Muskelmasse, meist der des linken Ventrikels, zur Darstellung kommen. Daher sind bei Verdacht auf Veränderungen beider Ventrikel zusätzliche Ableitungen notwendig wie z.B. Vr_4 oder V_8.

Unter Berücksichtigung der allgemeinen Entwicklung einer Hypertrophie lassen sich elektrokardiographisch 4 *Schweregrade* mit den folgenden Veränderungen unterscheiden:

Grad I: Amplitudenzunahme
Grad II: Zusätzlich Verbreiterung des QRS-Komplexes
Grad III: Zusätzlich Kammerendteilveränderungen
Grad IV: Zusätzlich Zeichen einer Vorhofbelastung

9.9 Unspezifische EKG-Veränderungen

Unspezifische Veränderungen im EKG finden sich z.B. bei entzündlichen Erkrankungen des Herzens im Sinne einer Myokarditis, bei neurovegetativen Störungen, bei Stoffwechseländerungen, Elektrolytverschiebungen sowie bei vegetativen Einflüssen mit dem EKG-Befund einer sympathikotonen oder vagotonen Imrägnation (vgl. Abb. 29). Im EKG finden derartige, meist veränderliche Abweichungen Ausdruck in Veränderungen der Erregungsrückbildung. Das EKG zeigt Deformierungen von T und ST im Sinne einer Senkung oder Hebung. Diese morphologischen Abweichungen sind vieldeutig und tragen keinen spezifischen Charakter. Ohne Kenntnis der klinischen Befunde ist eine Deutung solcher Veränderungen allein aus dem EKG nahezu unmöglich. In der Nichtbeachtung dieser Tatsache liegt die Erklärung für zahlreiche Fehldeutungen wie „Myokardschaden". Sie sollten unbedingt vermieden werden, da sie zu einer u.U. folgenschweren Verunsicherung des Patienten Anlaß geben können.

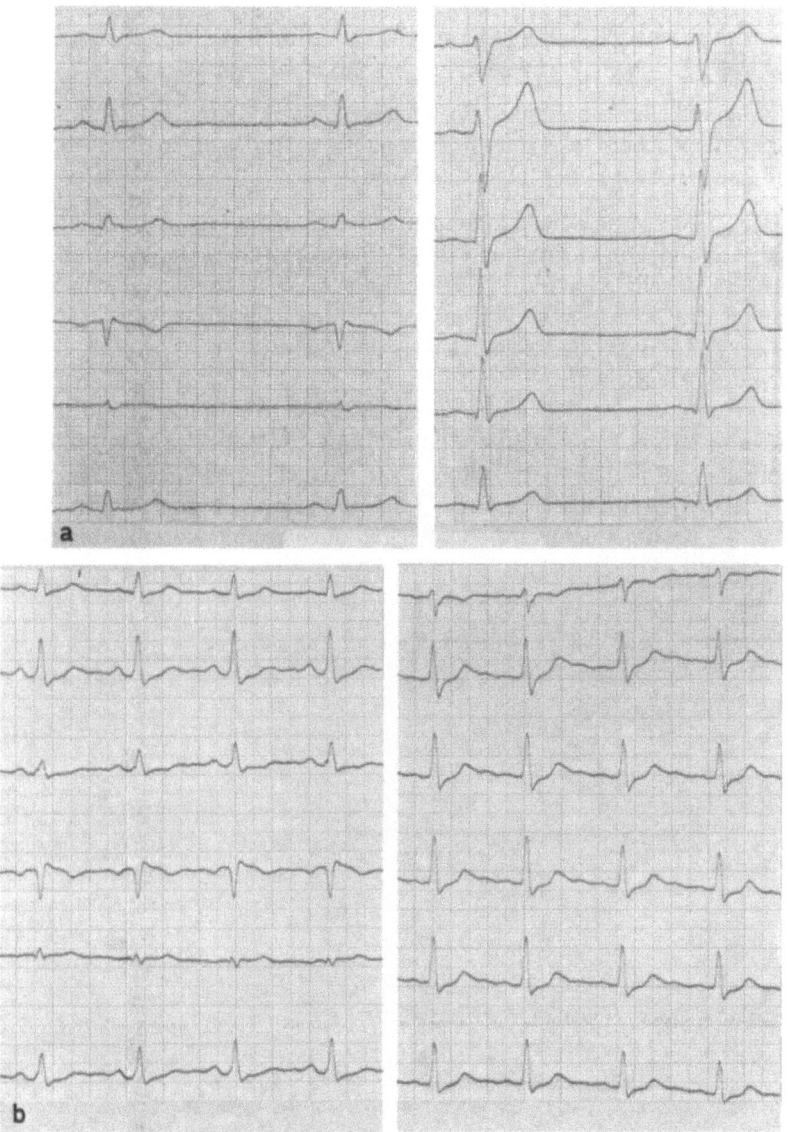

Abb. 29 a, b. Vegetative Imprägnationszeichen im EKG. **a** Vagotonie. **b** Sympathikotonie

9.10 Medikamentös bedingte EKG-Veränderungen
(vgl. Abb. 30 a–b)

Wegen der großen praktischen Bedeutung soll wenigstens kurz auf medikamentös
verursachte Veränderungen im EKG eingegangen werden. Hier kommt den durch
Glykosiden bewirkten Imprägnationen sowie den durch Chinidin oder andere Antiarrhythmika verursachten morphologischen Veränderungen die größte Bedeutung zu.

9.10.1 Digitalisbedingte EKG-Veränderungen (vgl. Abb. 30a)

Digitalis gilt als „der große Imitator". Dies bedeutet für das EKG nachhaltige Beeinflussungsmöglichkeiten im Sinne von *Imprägnationen*. Bereits in therapeutischer, v. a. aber in toxischer Dosis ruft Digitalis meistens Änderungen der ST-Strecke und der T-Zacke hervor in der folgenden Form:

1. Senkung der *ST-Strecke* in den Ableitungen, in welchen der Hauptausschlag von QRS positiv verfolgt. Die Morphologie der ST-Strecke ist charakteristisch und erscheint als gerade, schräg nach unten verlaufende Linie mit einem rechten Winkelübergang in die T-Zacke vom Typ des sog. rechten Digitaliswinkels.
2. Abnahme der Amplitude oder Negativierung der *T-Zacke*.
3. Verkürzung des *QT-Intervalls*.
4. Einfache Verlängerung der *AV-Überleitungszeit* PQ als AV-Block I. Grades. Bei Digitalisüberdosierung kann leicht ein höhergradiger AV-Block sich ausbilden. Ferner können ventrikuläre Extrasystolen, oft mit gekoppeltem Rhythmus im Sinne einer extrasystolischen Bigeminie, Knotenrhythmus, Vorhofflattern, Vorhoftachykardie, Kammertachykardie und selten auch einmal Kammerflimmern auftreten.

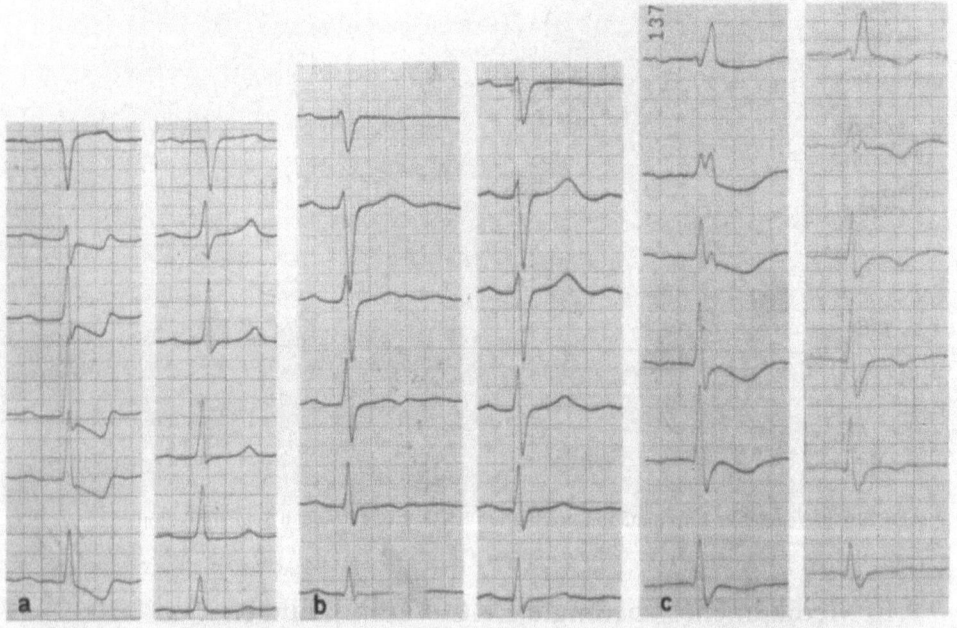

Abb. 30a–c. Exogene EKG-Beeinflussung. **a** Digitalisimprägnation mit und ohne Glykosideinwirkung. **b** Chinidinimprägnation mit und ohne Chinidineinwirkung. **c** Hypokaliämieimprägnation während und nach Hypokaliämie

9.10.2 Chinidinbedingte EKG-Veränderungen (vgl. Abb. 30b)

Bereits bei therapeutischen Dosen einer Chinidinmedikation kann es zu den folgenden EKG-Veränderungen kommen:

1. Verlängerung des QT-Intervalls durch TU-Verschmelzung.
2. Abnahme der Amplitude oder Negativierung der T-Zacke.
3. Senkung der ST-Strecke.

Überdosen von Chinidin vermögen Überleitungsstörungen, Verlängerung der QRS-Gruppen, Kammerflimmern und Herzstillstand hervorzurufen.
Bei gleichzeitiger Gabe von Digitalis und Chinidin erfolgt eine *Interaktion* im Sinne einer Steigerung der Digitaliswirkung durch verzögerte renale Tubulusausscheidung des Glykosids auf dem Boden einer chinidinbedingten Tubulusblockierung. Daher sind hier die durch Digitalis und Chinidin verursachten EKG-Veränderungen besonders deutlich ausgeprägt.

9.10.3 Procainamidbedingte EKG-Veränderungen

Bei zu hoher Dosierung des Procainamid (Novocamid) kommt es zur Ausbildung toxischer Imprägnationszeichen im EKG mit einer bis zu 50%igen Verbreiterung der QRS-Gruppen sowie dem Auftreten ventrikulärer Extrasystolen.

9.10.4 Medikamentös bedingte U-Wellenveränderungen

Abnorm große U-Wellen werden bei Hypokaliämie, Digitalis- und Chinidineinfluß beobachtet. Eine Negativierung der U-Welle kann bei Hyperkaliämie und ebenfalls bei Chinidin vorkommen.

9.11 Elektrolytbedingte EKG-Veränderungen (vgl. Abb. 30c)

Die an der Membran bestehende Spannung in der Myokardfaser wird durch eine Differenz der innerhalb und außerhalb der Zelle vorhandenen Ionenkonzentration aufrecht erhalten. Der Depolarisations- und Repolarisationszyklus der Zelle hängt von der durch die Membran erfolgenden Ionenwanderung ab. Konzentrationsänderungen verschiedener Ionen können somit das Zellverhalten beeinflussen und damit Rhythmusstörungen verursachen. Vorrangig sind hier Kalium und Calcium.

9.11.2 Kalium

Bei *Hyperkaliämie* bildet sich eine hohe spitze T-Zacke aus, die höher als der QRS-Komplex sein kann.
Eine *Hypokaliämie* ist durch eine Verlängerung der QT-Zeit, eine Senkung oder Umkehrung der T-Zacken und eine betonte U-Welle charakterisiert. Diese Veränderungen sind in Abl. V_4 am besten erkennbar.

9.11.3 Kalzium

Bei *Hyperkalziämie* ändert sich die Dauer der QT-Strecke reziprok mit dem Blutkalziumspiegel. Bei Patienten mit einem Hyperparathyreoidismus infolge eines Nebenschilddrüsentumors kann das RT-Intervall so stark verkürzt sein, daß die ST-Strecke überhaupt fehlt.

Bei *Hypokalziämie* ist die QT-Zeit im wesentlichen durch eine Verlängerung der ST-Strecke verändert.

9.12 Belastungs-Elektrokardiographie (vgl. Abb. 31)

Bei anamnestischem Verdacht ebenso wie zum sicheren klinischen Ausschluß einer echten Angina pectoris bei koronarer Herzkrankheit ist die Durchführung einer adäquaten belastungselektrokardiographischen Untersuchung auch für die ambulante kardiologische Diagnostik unerläßlich. Das Belastungs-EKG stellt eine der wichtigsten, nichtinvasiven Untersuchungsmethoden dar für die Diagnostik einer latenten Koronarinsuffizienz (vgl. Abb. 31). Korreliert doch das Ruhe-EKG nur etwa in 50% der Fälle mit dem Koronarangiogramm, d.h. die diagnostische Aussagekraft des konventionellen Ruhe-EKG ist stark eingeschränkt. Ein normales Ruhe-EKG schließt daher stärkere koronararteriosklerotische Veränderungen keineswegs aus. Patienten mit einer koronaren Herzkrankheit zeigen dann elektrokardiographische Veränderungen, wenn unter der Belastung die eingeschränkte Koronarreserve nicht mehr ausreicht, um den myokardialen Sauerstoffverbrauch zu decken. Das Belastungs-EKG stimmt daher in einem viel höheren Prozentsatz mit dem Koronarangiogramm überein als das Ruhe-EKG. Darüber hinaus hat die Belastungselektrokardiographie auch eine große Bedeutung für die Beurteilung des Krankheitsverlaufes, des Therapieerfolges und für eine prognostische Beurteilung. Unter Berücksichtigung der Kontraindikationen ist die Belastungslektrokardiographie eine risi-

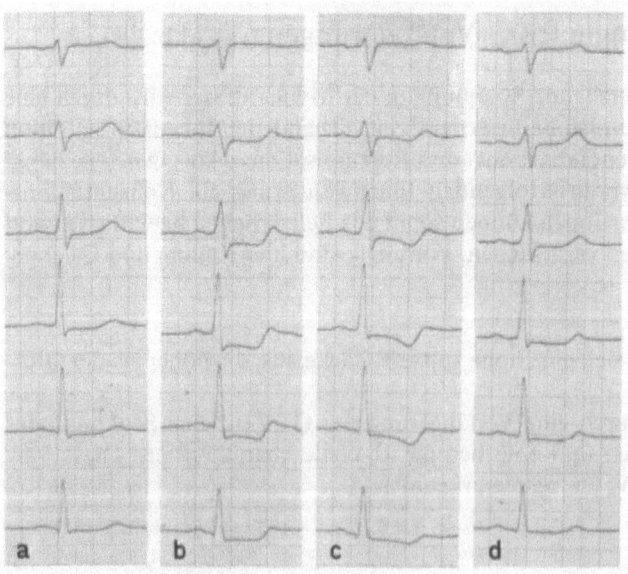

Abb. 31a–d. Belastungs-EKG V_1–V_6. **a** Ruhe. **b** Sofort nach Belastung. **c** 2 min nach Belastung. **d** 5 min nach Belastung

koarme und den Patienten relativ wenig belastende, nichtinvasive Methode. Wir selbst haben bei über 12.000 Belastungsuntersuchungen keine ernsthaften Komplikationen erlebt. Über die technische Vorbereitung zur Durchführung eines Belastungs-EKG wurde bereits berichtet (s. S.61).

Methoden der Belastung
Fahrradergometrie
Sie stellt heute die beste und aussagekräftigste Methode der individuellen Belastung dar. Gegenüber allen anderen Belastungsformen besitzt sie wesentliche Vorteile wie:

1) Genaue Austestungsmöglichkeit derjenigen Belastungsintensität, unter der es zu ischämischen EKG-Veränderungen kommt. Damit liegt ein semiquantitatives Verfahren vor. Man kann versuchen, die Belastbarkeit des Myokards in Abhängigkeit von therapeutischen Maßnahmen individuell zu objektivieren und zu wiederholen.
2) Möglichkeit, während der Untersuchung im Sitzen oder Liegen ohne zusätzliche Belastung oder methodischen Aufwand ein EKG zu schreiben.
3) Kontinuierliche Oszilloskopbeobachtung des EKG während der Belastung. Damit ist die Gelegenheit zu einem rechtzeitigen Erkennen etwaiger Rhythmusstörungen des Herzens oder ungewöhnlich tiefer Absenkungen der ST-Strecken gegeben.
4) Beobachtung transitorischer EKG-Veränderungen. Solche flüchtigen EKG-Veränderungen können in Einzelfällen immer wieder nachgewiesen werden.
5) Aufrechterhaltung der einzelnen Belastungsstufen über einen diagnostisch notwendigen Zeitraum.

Bei der Wahl der Belastungsdauer sollte man von der jeweiligen Zielstellung der Belastungsuntersuchung ausgehen und zwischen einer Leistungsprüfung unter besonderer Berücksichtigung der Hämodynamik und des Metabolismus und andererseits der Provokation einer in Ruhe latenten Koronarinsuffizienz aus rein diagnostischen Gründen unterscheiden. Im letzteren Falle ist eine maximale ergometrische Belastung meist nicht erforderlich, da solche Untersuchungen bei Patienten mit einer ischämischen Herzkrankheit mit einem erhöhten Risiko verbunden sind. Die Belastung wird soweit vorangetrieben, bis 85% der altersabhängigen maximalen Herzfrequenz erreicht werden, falls nicht vorher Abbruchkriterien auftreten. Jede Belastungsstufe dauert 3 min, und die nächst höhere Stufe wird ohne Zwischenschaltung von Pausen eingestellt.
Für die *Provokation* einer in Ruhe latenten Koronarinsuffizienz hat diese Belastungsform eine adäquate Aussagekraft. Die Durchführung der fahrradergometrischen Belastung wird in den folgenden *Varianten* ausgeführt:

1) Sitzend oder liegend,
2) als Ein- oder Mehrstufentest,
3) kurze Belastungsdauer auf einer Stufe oder Anstreben eines relativen „Steady state,"
4) mit oder ohne Pausen zwischen den einzelnen Belastungsstufen,
5) Steigerungen der einzelnen Belastungsstufen um 10 W, 25 W oder 50 W,

6) unterschiedliche Höhe der Initialstufe mit niedriger Initialstufe von 25 W, mittlerer Initialstufe von 50 W oder 75 W, hoher Initialstufe von 100 oder 125 W oder individueller Initialstufe,

7) submaximale oder maximale Grenzbelastung.

Die *Fahrradergometrie* setzt eine Eichung des Gerätes voraus, um reproduzierbare und vergleichbare Befunde zu erhalten. Dabei ist besonders auf die *Drehzahlabhängigkeit* des entsprechenden Typs zu achten (meist Eichung auf 60 Umdrehungen/min). Von den Patienten werden 40 oder 50 Umdrehungen/min als am angenehmsten empfunden.

Eine günstige Belastungsprüfung erfolgt im Liegen und beginnt mit 25 oder 50 W in Abhängigkeit von der physischen Belastbarkeit des Patienten, um mit Steigerung der Belastung stets nach 3 min um jeweils 25 oder 50 W ohne Zwischenschaltung von Pausen bis zur submaximalen Grenzwertbelastung oder bis zum Auftreten von Abbruchkriterien zu gelangen.

Die *EKG-Registrierung* erfolgt vor der Belastung, nach Abschluß der Belastungsstufe sowie in 1minütigen Abständen in der Erholungsphase bis zur Normalisierung bzw. bis zum Erreichen des Ausgangs-EKGs. Der Blutdruck wird in Ruhe, am Ende der Belastungsstufe und 3 min nach Belastung gemessen und jeweils die Herzfrequenz ermittelt.

Belastung mittels Klettertest nach Kaltenbach und Klepzig
Kaltenbach und Klepzig haben einen Klettertest entwickelt, der mit der Ergometrie gleichgesetzt werden kann und eine echte dosierte Belastung des Probanden ermöglicht. Die mit dieser Methode erreichbare Reproduzierbarkeit der Ergebnisse und der Wirkungsgrad entsprechen einer exakten ergometrischen Untersuchung. Bei Patienten mit einer ischämischen Herzkrankheit fällt der Test in 88% positiv aus.

Weitere, in der Praxis heute weniger häufig angewandte *Belastungsmethoden* sind: Laufbandbelastung auf schiefer oder waagerechter Ebene (Treadmillbelastung); Master-Test;
Harvard-Stepp-Test;
isolierte Vorhofstimulation („atrial pacing");
Hypoxie-Test;
Kniebeuge-Test.

Indikationen zur Durchführung einer Belastungslektrokardiographie:
Diagnostik der ischämischen Herzkrankheit.
Insbesondere bei normalem Ruhe-EKG und anamnestischem bzw. klinischem Verdacht auf Bestehen einer echten Angina pectoris.
Beurteilung der kardiovaskulären Leistungsfähigkeit.
Beurteilung des Krankheitsverlaufs und der Prognose.
Objektivierung des Therapieerfolges.

Kontraindikationen zur Durchführung der Belastungslektrokardiographie:
Frischer Herzinfarkt oder Infarktverdacht.
Drohender Myokardinfarkt (instabile Angina pectoris, koronares Intermediärsyndrom, Präinfarktsyndrom).

Herzinsuffizienz in Ruhe mit einer Herzfrequenz von über 100 Schlägen/min.
Schlechte biologische Allgemeinverfügbarkeit.
Hypertonie mit systolischem Druck über 200 mmHg ($\approx$ 26,7 k Pa) und diastolisch über 100 mm Hg ($\approx$ 13,3 k Pa).
Schwere pulmonale Hypertonie.
Rhythmusstörungen vom Typ salvenartiger Extrasystolen oder Tachykardien.
Akute Karditis.
Akute thromboembolische Erkrankungen.
Aortenklappenstenose mit erheblicher hämodynamischer Auswirkung.

Nach Möglichkeit soll zur Vermeidung von Fehlinterpretationen bei der Belastungslektrokardiographie der Patient *glykosidfrei* sein. Außerdem soll nach Möglichkeit eine Prämedikation mit Betarezeptorenblockern, Chinidin, Phenothiazin, Thymoleptika und Barbituraten vermieden werden, da diese Medikamente ebenfalls zu einer Veränderung des Elektrokardiogramms führen können (s. S. 87).

Abbruchkriterien für die Belastungselektrokardiographie

Die Belastung muß abgebrochen werden bei Auftreten der folgenden Symptome:

1) EKG-Veränderungen vom Typ einer horizontalen oder deszendierenden ST-Streckensenkung mehr als 0,2 mV. Ferner bei *Rhythmusstörungen* mit gehäuften oder salvenartigen oder polytopen Extrasystolen sowie Überleitungsstörungen im Sinne einer AV-Blockierung höheren Grades oder intraventrikulären Erregungsleitungsstörungen in der Art eines Schenkelblocks.
2) Abnome *Blutdruckerhöhungen* mit Blutdruckanstieg systolisch über 230 mm Hg ($\approx$ 30,6 k PA) oder diastolisch über 120 mm Hg ($\approx$ 16 k Pa).
3) Akuter *Blutdruckabfall* mehr als 20% bei gleichbleibender Belastung oder mangelndem Anstieg bei steigender Belastung.
4) *Mangelnder Anstieg der Herzfrequenz* bei steigender Belastung.
5) *Herzfrequenzerhöhung,* die nur zulässig bis zur altersabhängigen maximalen Herzfrequenz toleriert werden kann.
6) Auftreten eines typischen *Angina-pectoris-Syndroms.*
7) Körperliche *Erschöpfung* des Patienten mit Auftreten von Dyspnoe, Schweißausbruch, zunehmendem Kopfschmerz oder Schwindelerscheinungen.
8) Auftreten eines *Beinschmerzes* vom Typ einer Claudicatio intermittens.

Stets sollte die Belastung nicht über die *altersabhänige Ausbelastungsfrequenz* gesteigert werden. Zu berücksichtigen sind außerdem bei Belastungsprüfungen etwaige psychische Einflüsse, Vorbelastungen, Tageszeit, verabfolgte Medikamente und dgl.

Ableitungssysteme bei der Belastungselektrokardiographie

Die Anzahl der ververwandten Ableitungen reicht von nur einer bis zu 12 Ableitungen. Neben diesen Ableitungen gibt es noch verschiedene Modifikationen der Brustwandableitungen. Am verbreitetsten ist die Benutzung der Ableitungssysteme in der Kombination I, II, III nach Einthoven sowie V_2, V_4 und V_5 nach Wilson mit Plattenelektroden. In V_5 tritt die ischämische ST-Senkung häufig früher auf als in V_4 oder V_6. Nach allgemeiner Erfahrung werden allein mit der Ableitung V_5 89% aller Informationen des konventionellen Belastungs-EKG erfaßt.

Beurteilungskriterien

Für die diagnostische Auswertung der Ergebnisse eines Belastungs-EKG sind die bereits bei der Darstellung einer Ischämiereaktion im EKG gegebenen Richtlinien verbindlich (vgl. Abb. 26). Darüber hinaus erlaubt diese Methode diagnostisch wertvolle Rückschlüsse bei Ausbildung einer hypertonen Blutdruckreaktion ebenso wie bei Auftreten rhythmogener Herzstörungen.

9.13 Orthostase-EKG (vgl. Abb. 32)

Das Orthostase-EKG beruht auf dem Vergleich der Ergebnisse einer elektrokardiographischen Registrierung im Liegen und Stehen. Es wird meist zugleich mit dem orthostatischen Kreislauftest nach Schellong, nach Thulesius, nach Schmidt-Voigt o. ä. ausgeführt. Im Funktions-EKG bei aufrechter Körperhaltung prüfen wir etwaige funktionell-myokardiale Auswirkungen einer durch die stehende Körperhaltung ausgelösten Hypersympathikotonie bzw. einer Asympathikotonie in Abhängigkeit von dem jeweiligen Typ der orthostatischen Fehlregulation.

Die Methode beruht auf der Registrierung eines Extremitäten-EKG im Liegen nach vorangehender 3minütiger entspannter horizontaler Körperlage. Sodann wird ein erneutes Extremitäten-EKG im Stehen nach 10minütiger aufrechter Körperhaltung an dem noch freistehenden Patienten geschrieben. Im Normalfall stimmt der Kurvenablauf im Stehen mit dem im Liegen registrierten EKG vollständig überein Bei pathologischem Befund einer sympathikotonen orthostatischen Kreislaufregulationsstörung finden sich die folgenden reversibel-pathologischen Veränderungen

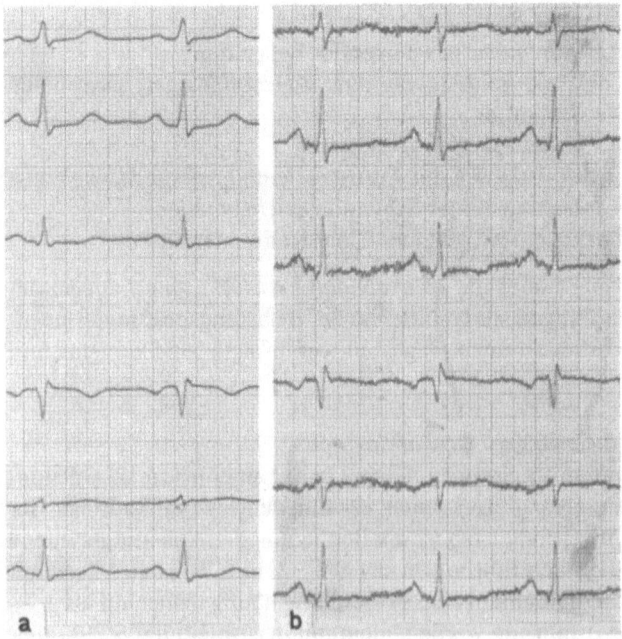

Abb. 32 a, b. Orthostase-EKG. **a** Liegen. **b** Orthostase nach 10minütigem Stehen

(vgl. Abb. 32): Frequenzzunahme um mehr als 15% der Ruhefrequenz im Liegen, Muskelverzitterungen (Myogramm), Rechtsrotation mit Rechtsbewegung des größten QRS-Vektors, Amplitudenzunahme von P und R in II und III sowie ST-Senkung und T-Abflachung bzw. präterminale Negativierung in denselben Ableitungen. P ist zugleich meist zugespitzt. Insgesamt erinnert das Sympathikotonie-EKG beim Orthostasesyndrom an den morphologischen EKG-Befund beim Cor pulmonale. Je nach dem klinischen Ausmaß der Fehregulation lassen sich im Steh-EKG die folgenden *Schweregrade* unterscheiden:

I. Grad: Frequenzzunahme weniger als 20% des Ruhewertes. P-II und P-III zugespitzt und überhöht. T-II abgeflacht. T-III in der Nullinie oder gering negativ. ST-III bei präterminal negativem T-III weniger als 0,1 mV gesenkt.

II. Grad: Frequenzzunahme bis 30% des Ruhewertes. Muskelverzitterungen. P-II und P-III zugespitzt und überhöht. ST-II bis 0,2 mV horizontal gesenkt. ST-III bis 0,3 mV gesenkt. T-II präterminal, T-III deutlich negativ.

III. Grad: Frequenzzunahme über 30% des Ruhewertes. Muskelverzitterungen. Ausgeprägte Rechtsrotation. P-II und P-III stark überhöht und zugespitzt. ST-II und ST-III über 0,3 mV, horizontal oder deszendierend gesenkt. T-II und T-III tief negativ. Sympathikotone EKG-Zeichen häufig bereits im Ruhe-EKG im Liegen vorhanden. Nach Wiederhinlegen erfolgt eine sofortige Rückbildung der funktionellen Veränderungen des Orthostase-EKG aller Grade zum Ausgangsbefund.

Die Bedeutung des Steh-EKG als Informationsaussage wird vielfach zu gering eingeschätzt. Ihre Zuverlässigkeit ist groß. Es deckt nicht selten auch in solchen Fällen ein Orthostasesyndrom noch auf, bei denen der einfache Kreislauftest durch vergleichende Messung von Blutdruck und Puls im Liegen und im Stehen versagt. Zum anderen gibt es einen dokumentarisch-meßbaren Einblick in die myokardiale Rückwirkung der katecholaminbedingten sympathikotonen Fehlregulation als Folge einer ergotropen Übersteigerung der neurovegetativen Tonuslage. Vielfach deckt erst das Steh-EKG die wahre Ursache bestehender pathologischer Veränderungen des Ruhe-EKG auf, so etwa beim III. Grad der orthostatischen Kreislaufregulationsstörung. Schließlich ermöglicht das Steh-EKG eine Objektivierung des subjektiv-anamnestischen Beschwerdebildes ebenso wie des Therapieerfolgs.

9.14 Inspirations-EKG (vgl. Abb. 33)

Üblicherweise wird das Ruhe-EKG im Liegen bei angehaltener mittlerer Atemlage registriert. Die zusätzliche Aufnahme der Extremitätenableitungen I – III im tiefen Inspirium bei angehaltener Atmung kann aber derart häufig eine Hilfe bei differentialdiagnostischen Problemen geben, daß diese einfache Zusatzmethode heute zum Routineprogramm jeder EKG-Aufnahme, auch in der Sprechstundenpraxis, gehören sollte.

Die diagnostische Aussagekraft des Inspirations-EKG erstreckt sich zunächst auf die differntialdiagnostische Klärung einer auffallend tiefen *Q-Zacke in Ableitung III*. Immer wieder wird sie irrtümlich als ein Pardee-Q und damit als Hinweis auf

einen de facto gar nicht stattgefundenen Hinterwandinfarkt interpretiert. Nimmt
die Amplitude dieser Q-Zacke bei tiefer Einatmung im Inspirations-EKG jedoch
wesentlich ab, dann handelt es sich um einen rein lagebedingten und damit bedeu-
tungslosen Befund. Mit der inspiratorischen Verschiebung der Querachse des Herzens aus der Horizontalen in eine Schräge verkleinert sich hier die Q-Zacke
(vgl. Abb. 33). Häufig geht mit dem Rückgang der Q-Zacke zugleich ein Typen-
wechsel vom Linkspositionstyp zum indifferenten oder rechtstypischen EKG einher.

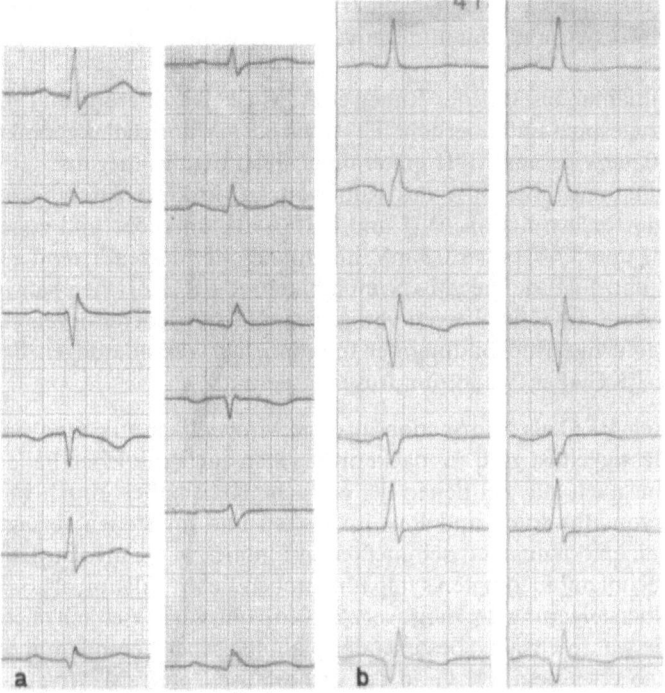

Abb. 33a, b. Inspirations-EKG. **a** Lagebedingte Q-Zacke in Abl. III in Ex- und Inspiration. **b** Pardee-Q-Zacke in Abl. III in Ex- und Inspiration

Nicht sicher pathologische, aber doch auffallende Veränderungen im Verlauf der
ST-Strecken und der T-Zacken des Ruhe-EKGs können schon allein bei tiefer Inspiration durch die damit verbundene kurzfristige Hypoxie einer weiteren Klärung
zugeführt werden, indem diese Abweichungen im Inspirations-EKG sich wesentlich eindrucksvoller und nun sicher pathologisch ausprägen. Veränderungen dieser
Art im Inspirations-EKG als möglicher Hinweis auf eine ischämische Myokardre-
aktion sollten zu einer weitergehenden Diagnostik mittels der Belastungselektrokardiographie veranlassen.

Latente Herzrhythmusstörungen der verschiedensten Art lassen sich durch die inspi-
ratorisch gesteigerte Sympathikotonie und die im darauffolgenden Exspirations-
EKG bei maximaler Ausatmung vorherrschende Vagotonie nicht selten überhaupt

erstmals auslösen und damit graphisch festhalten. So kann es zu einer längerdau-
ernden Parasystolie im Inspirium, bei Normalrhythmus im Exspirium kommen. In
der gleichen Weise können funktionelle Extrasystolen nachgewiesen werden oder
sonstige latente Formen einer rhythmogenen Herzstörung.

Für die differentialdiagnostische Beurteilung auffallender morphologischer Veränderungen der *P-Zacken* bietet das Inspirations-EKG eine willkommene Hilfe,
wenn es sich um eine unter funktionell-vegetativ bedingten Einflüssen verursachte
Negativierung von P-Zacken handelt. Diese in Ableitung II gering, in Ableitung III
deutlich negativen P-Zacken des Exspirations-EKG richten sich bei tiefer Inspiration auf und werden jetzt normal positiv. In dieser funktionellen Beeinflussungs-
möglichkeit liegt die Abgrenzung solcher klinisch harmlosen P-Veränderungen von
pathologisch-negativen P-Zacken, wie sie u.a. beim Knotenrhythmus oder auch
beim linken Vorhofrhythmus geläufig sind.

Schließlich bilden mehr oder weniger deutlich *negativ ausgebildete T-Zacken* in der
Ableitung III immer wieder einmal differentialdiagnostische Schwierigkeiten, indem sie zu der oft fälschlichen Annahme eines vernarbten Hinterwandinfarktes ver-
leiten. Dies liegt um so näher, wenn gleichzeitig eine rein lagebedingte tiefe Q-
Zacke vorhanden ist. Die wahre Natur dieser T-Veränderungen, soweit sie funktionell lagebedingt sind, läßt sich durch die Abflachung bei tiefer Einatmung im Inspirations-EKG zuverlässig nachweisen.

9.15 Tagesrhythmen-EKG

Schon seit mehreren Jahrzehnten ist es bekannt, daß der physiologisch-vegetative
Tagesrhythmus mit seiner häufigen vagotonen Phase während der Nacht- und
Morgenstunden und seiner sympathikotonen Phase am Abend im Elektrokardiogramm einen sichtbaren Niederschlag finden kann. Diese Veränderungen finden
ihre Ausprägung v.a. in einer Variabilität der ST-Strecken und T-Zacken. Sie bieten
damit zu mancherlei Fehldeutungen Anlaß, sofern nicht die zugrundeliegende
funktionelle Bedingtheit beachtet wird. Im Rahmen der Funktions-Elektrokardio-
graphie empfiehlt es sich daher, bei derartig klinisch unklaren bzw. nicht sicher in-
tegrierbaren Befunden das Elektrokardiogramm bei im übrigen unveränderter
Anordnung zu einer anderen Tageszeit als Vergleich aufzunehmen.

9.16 Wiederholungs-EKG

Im Verfolg der bereits genannten Tagesrhythmen bringen auch Wiederholungsauf-
nahmen im Sinne einer engmaschigen EKG-Kontrolle dann einen wesentlichen
diagnostischen Aufschluß, wenn EKG-Befund und klinischer Befund bzw. klinische Vermutungsdiagnose voneinander abweichen. Dies ist häufig der Fall in den
Anfangsstadien eines Herzinfarktes. Hier läßt nicht selten der klinische Befund mit
Anamnese und Aspekt einen frischen Herzinfarkt vermuten, während das EKG
noch keinerlei entsprechende pathologische Verlaufsänderungen aufweist. Erst bei
späteren, u.U. nach Tagen registrierten Wiederholungs-EKGs kommt es dann, insbesondere bei protrahiertem Infarktverlauf, zu der verspäteten Ausbildung entspre-

chender Infarktkorrelate im EKG. Ebenso aufschlußreich ist das Wiederholungs-
EKG im Rahmen der Funktionselektrokardiographie zur Sicherung einer koronaren Herzkrankheit bei Vergleichsaufnahmen während der stenokardischen Attacke
im Sinne eines *Anfalls-EKGs* und bei Wiederholung der EKG-Untersuchung nach
Abklingen des Anfalls.

Derartige Wiederholungsuntersuchungen sind auch der diagnostische Weg zur Erkennung einer Variantform der Angina pectoris vom Typ der *Prinzmetal-Angina
pectoris*. Schließlich erweist sich das Wiederholungs-EKG von besonderem Nutzen
zur Beurteilung eines *Therapieerfolges*. So etwa zur Objektivierung einer medika-
mentösen Einwirkung bei koronarer Herzkrankheit oder zur Verlaufsdokumenta-
tion bei höhergradiger Anämie mit der Vortäuschung eines Ischämie-EKG und der
alsbaldigen Normalisierung nach Bluttransfusion.

Die Beeinflussungsmöglichkeiten der Herzstromkurve durch *Pharmaka* ist seit langem bekannt. Als eines von vielen Beispielen sei erinnert an die seit Jahrzehnten bekannte Imprägnation des EKG durch Herzglykoside, wobei dieses sog. *Digitalis-
EKG* in seiner Deutung und seiner klinischen Bedeutung lange umstritten blieb.
Auch heute noch bietet das glykosidbeeinflußte EKG eine ebenso häufige wie vielfältige Gelegenheit zur Fehldeutung (s. S. 87). Der Auslaßversuch und die erneute
EKG-Registrierung im Sinne des Wiederholungs-EKG nach einer entsprechend
langen Medikationspause, möglichst zusammen mit einer inzwischen vorgenom-
menen Kaliumsubstitution während dieses Intervalls, vermögen hier vor schwerwiegenden Irrtümern zu bewahren.

Bekannt ist der *Ergotamintest* zur differentialdiagnostischen Klärung bzw. Verifi-
zierung vagoton-verursachter EKG-Veränderungen. Hierzu zählen neben einer
ausgeprägten Sinusbradykardie der gehobene Verlauf der ST-Strecken sowie die
Überhöhung und Zuspitzung der T-Zacken, v.a. in Ableitung II und III sowie in V_2
– V_4.

Als neuester pharmokologischer Funktions-EKG-Test von besonders aktueller
praktischer Bedeutung ist der *Betarezeptorenblockertest* zu nennen (vgl. Abb. 47.)
Bei ausgeprägter sympathikotoner Herzstörung, etwa im Rahmen einer Thyreokardiopathie oder eines hyperkinetischen Herzsyndroms, aber auch ebenso bei sympa-
thikoton-orthostatischen Kreislaufregulationsstörungen wie überhaupt bei sympa-
thikoton-funktionellen Herzstörungen begegnen wir oft sehr eindrucksvollen EKG-
Veränderungen während der Erregungsrückbildungsphase mit Abweichungen im
ST-Verlauf und Abflachung bzw. Negativierung der T-Zacken. Solche sympathikotonen EKG-Veränderungen können nicht zuletzt bei der bestehenden Tachykardie
große Ähnlichkeit haben mit dem EKG-Befund bei einer organischen Herzerkrankung, etwa bei einer Myokarditis. Die differentialdiagnostische Klärung gelingt in
solchen Fällen rasch und zuverlässig durch den Betarezeptorenblockertest. Man
gibt oral eine einmalige Dosis eines sympathikolytisch potenten Betablockers, z. B.
Dociton 40 (Propranolol, Inderal) oder Panimit 50 oder Prent in einer Dosierung
von 1 Tabl, nachdem zuvor eine unbeeinflußte EKG-Serie mit Ruhe-EKG, einschließlich Wilson-Ableitungen, Steh-EKG und Belastungs-EKG sowie der Aus-
gangsblutdruck registriert worden sind. 2 h nach Einnahme der einmaligen Beta-
blockerdosis wird diese EKG-Serie ein 2. Mal aufgenommen. Funktionell-bedingte
Abweichungen im EKG-Verlauf bilden sich innerhalb dieser Zeit weitgehend, vielfach sogar bereits vollständig zurück.

Gegenindikationen zur Anwendung des Betarezeptorenblockertestes bilden das Bestehen einer Herzinsuffizienz oder die Neigung zu einer spastisch-asthmatoiden Bronchitis.

9.17 Vektorkardiographie

Im Gegensatz zum EKG, welches das elektrische Potential des Herzens skalar aufzeichnet, erfaßt das Vektorkardiogramm (VKG) die elektrischen Vektoren des Herzens in einer Ebene (vertikal, horizontal, sagittal) in Form von Vektorschleifen, die mittels Katodenstrahloszillographen registriert und dokumentiert werden. Das Vektorkardiogramm kann das Elektrokardiogramm ergänzen, jedoch nicht ersetzen. Da es heute noch nicht allgemein die Bedeutung einer Routinemethode der kardiologischen Diagnostik in der außerklinischen Praxis darstellt, wird von einem näheren Eingehen auf dieses Verfahren abgesehen.

9.18 Automatische EKG-Analyse

Es ist damit zu rechnen, daß in absehbarer Zeit die automatische EKG-Auswertung auch für die Praxis eine größere Bedeutung erlangen wird. Sie ermöglicht nicht nur eine rationelle und schnelle Beurteilung, sonder v.a. auch eine Vermeidung von inter- und intraobserven Fehlern. Seit etwa 20 Jahren beschäftigt man sich mit der Computeranalyse des EKG, ohne daß jedoch bisher ein optimales Programm, das allen klinischen und praktischen Fragestellungen gerecht wird, verfügbar ist. Aus medizinischer und technischer Sicht stehen noch immer Probleme zur Lösung an. Die medizinischen Probleme betreffen vorwiegend die zu verwendenden Ableitungssysteme, wobei dem korrigierten orthogonalen Elektrokardiogramm nach Frank bisher meist der Vorzug gegeben wird. Ebenso wirft die Aufstellung eines EKG-Diagnostikkodes eine Vielzahl noch nicht gelöster Fragen auf. Die technischen Probleme dagegen konzentrieren sich auf die Zackenerkennung, besonders der P-Zacke und U-Welle. Grenzwerte für die Wellenerkennung, Auswahl und Entwicklung geeigneter Filter und Glättungsprogramme sowie die Lösung der Frage einer befriedigenden Rhythmusanalyse. Die Bewältigung der EKG-Auswertung bei der Untersuchung größerer Populationen ist ausschließlich durch die automatische Befunderhebung des EKG mittels einer automatischen Meßwertverarbeitung möglich. Diese Aufgabe reicht jedoch über die Anforderungen der täglichen Praxis hinaus.

10 Phonokardiographie

10.1 Diagnostische Bedeutung

Phonokardiographie bedeutet das Verfahren einer graphischen Registrierung der bei der Herztätigkeit entstehenden akustischen Entäußerungen mit der Möglichkeit einer exakten zeitlichen und frequenzmäßigen Analyse des Herzauskultationsbefundes. Die Methode versteht sich als Ergänzung der auskultatorischen Herzuntersuchung. Sie ist jedoch nicht geeignet, den Hörbefund vollgültig zu ersetzen.

Der *diagnostische Gewinn* einer zusätzlichen phonokardiographischen Untersuchung liegt v. a. in den folgenden Möglichkeiten:

Graphische Objektivierung und Fixierung des subjektiven und zeitlich flüchtigen Hörbefundes;

selektive Zerlegung des einheitlichen Hörbildes in die Teilbereiche der differenzierenden Schallschreibung durch Frequenzfilterung;

exakte zeitliche Festlegung des akustischen Herzbefundes durch irrtumsfreie Einordnung in den Herzzyklus;

Gewinnung pathognomonischer Schallbilder, die in vielen Fällen bereits eine exakte Diagnose „auf den ersten Blick" erlauben;

Aufzeichnung extrakardialer Schallerscheinungen, so etwa als Phonangiogramm bei arteriellen oder venösen Gefäßgeräuschen, insbesondere zur diagnostischen Erfassung peripherer arterieller Durchblutungsstörungen oder bei hyperthyreotischer Halsstruma;

analytische Differenzierung bei Mehrfachfehlern.

präoperative Herzdiagnostik zur qualitativen und u. U. auch quantitativen Beurteilung angeborener Angiokardiopathien.

10.2 Aufnahmetechnik

Die Vollkommenheit der verwandten Apparatur und die technische Beherrschung ihrer Handhabung haben einen bestimmenden Einfluß auf die diagnostische Leistungsfähigkeit und Zuverlässigkeit der Methode im Rahmen der Herzuntersuchung in der Sprechstunde.

10.2.1 Schallableitung

Maßgebend für die Darstellung der Herzschallkurven ist zunächst die Berücksichtigung der Tatsache, daß ebenso wie bei der Auskultation auch im PKG der Befund bei Schallabnahme von verschiedenen Stellen der Brustwand recht unterschiedlich ist. Im allgemeinen werden diese Abweichungen diagnostisch ohne großes Gewicht sein, wenn auskultatorisch Herzgeräusche oder Extratöne nicht nachweisbar sind. Hier ist die Beschränkung der Schallabnahme auf eine oder 2 Stellen (S_1, S_2) ausreichend. Bei Verdacht auf einen Klappenfehler sind die diagnostischen Möglichkeiten der Schallschreibung erst dann erschöpft, wenn mittels „Abtastung" von mehreren Punkten der Brustwand aufgenommen worden ist. Schon geringe Verschiebungen in der Mikrophonlage können völlig veränderte Befunde gewinnen lassen. In diesen Fällen erleichtert die gleichzeitige Auskultation mit dem Kopfhörer die Suche nach den diagnostisch, ergiebigsten Stellen. Zur Abkürzung der oft umständlichen Beschreibung hat es sich bewährt, die im Abschnitt „Herzauskultation" angegebenen Bezeichnungen für die am häufigsten angewandten Standardabnahmestellen zu verwenden (vgl. S.25, sowie Abb.9).

Beachtenswert ist weiterhin die Tatsache, daß ein Schallbefund, der bei Körperruhe nur wenig ausgeprägt ist, nach *Belastung* mit einigen Rumpfbeugen und unmittelbar darauffolgender Aufnahme an Deutlichkeit wesentlich zunehmen kann im Rahmen der *funktionellen Phonokardiographie*. Dies gilt im besonderen Maße bei Mitralstenose für das präsystolische Crescendogeräusch, den paukenden I. Herzton und das protodiastolische Decrescendogeräusch. Auch bei Mitralinsuffizienz wird oftmals das systolische Geräusch beträchtlich stärker. Akzidentelle systolische Geräusche verlieren im Gegensatz zu organisch-klappenbedingten Geräuschen bei Registrierung im *Stehen* erheblich an Ausschlagshöhe oder verschwinden sogar gänzlich. Das *Atmungs-PKG*, das bei langsamer Aus- und Einatmung fortlaufend registriert wird, vermag über den Charakter einer Aufteilung des II. Herztons Ausschluß zu geben und damit eine Unterscheidung der physiologischen Spaltung von einer pathologischen Aufspaltung oder Doppelung bzw. paradoxen Spaltung des II. Herztons zu treffen. Ein spätsystolischer Klick mit gleitendem Einfall wird überhaupt nur im Atmungs-PKG dargestellt werden können. Das gleiche gilt für den Nachweis des systolischen Zeichens von Rervero-Caiallo bei Trikuspidalfehlern (Ebstein-Anomalie).

Zur Vermeidung entstellender Störeinflüsse aus extrakardialen Geräuschquellen ist die Schallaufnahme zweckmäßig bei *Atemruhe* vorzunehmen, wobei sich das tiefe Exspirium wegen der damit sogleich erzielbaren Verdeutlichung mancher Befunde empfiehlt.

Im *Säuglings- und Kleinkindalter* ist die Gewinnung einwandfreier Schallkurven eine oft schwierige Aufgabe. Selbst wenn die Kinder nach der auch in der Elektrokardiographie üblichen Vorbereitung motorisch ruhig sich verhalten, sind die Schallbilder häufig immer noch durch die Geräusche der frequenten Atmung entstellt. Erst etwa von dem 3. Lebensjahr an lassen sich diese Schwierigkeiten ausschalten.

10.2.2 Schallaufzeichnung

Neben der Leistungsfähigkeit des Mikrophons und der Güte der Verstärkereinrichtung ist die Art der Schallaufzeichnung für die Qualität des Kurvenbildes, seine Exaktheit in der Wiedergabe und die Lesbarkeit bei der Auswertung von erheblicher Bedeutung. Grundsätzlich ist die Verwendung des Elektrokardiogramms als Bezugskurve zu fordern sowie die Wahl einer geeigneten Papiergeschwindigkeit (50 bzw. 100 mm/s).

10.2.3 Schallnormung

Die Festlegung einer einheitlichen Norm ist unerläßlich für die Verstärkung des Herzschalls hinsichtlich des Bereiches der verschiedenen Filterbegrenzungen. Bei der Herztätigkeit treten Schallphänomene unterschiedlicher Frequenzhöhe auf, die sich insgesamt zwischen 30–800 Hz bewegen. Die Art der Darstellung eines Herzschalls wird aber von der Höhe und dem Bereich der jewils gewählten Abstimmung charakterisiert. Bei Anwendung eines etwa nur den Frequenzbereich um 35 Hz aufzeichnenden Filters werden lediglich die tiefsten Schallfrequenzen des Herzens wie der III. und IV Herzton dargestellt sein. Umgekehrt bleibt bei Benutzung eines Filters „hoch" die Registrierung auf die hochfrequenten Geräusche beschränkt, während die Herztöne mit trägeren Schwingungen unterdrückt werden. Im Interesse einer möglichst großen diagnostischen Reichweite ist es also unerläßlich, den Herzschall stets in mehreren Frequenzbereichen getrennt aufzunehmen und die jeweils zu wählenden Bereiche einheitlich festzulegen. Nach internationaler Übereinkunft sind heute die folgenden Frequenzfilterungen (Abstimmungen) verbindlich:

g = 140 Hz (gehörähnlich)
t = 35 Hz
m_1 = 70 Hz
m_2 = 140 Hz
h_1 = 250 Hz

10.2.4 Schallbildentstellung durch extrakardiale Störgeräusche

Die Verwendung eines nach dem piezoelektrischen Prinzip arbeitenden Körperschallmikrophons gewährleistet zum Unterschied von Luftschallmikrophonen zwar eine fast vollständige Ausschaltung von Luftschallstörungen durch Raumgeräusche bei der phonokardiographischen Aufnahme. Dennoch treffen nicht ausschließlich Herzschallwellen das Mikrophon. Selbst bei der Beachtung einer noch so sorgsamen Aufnahmetechnik läßt es sich nicht vermeiden, daß Geräusche aus extrakardialen Schallquellen zugleich mit dem PKG registriert werden. Sie überlagern als *Störgeräusche* das Kurvenbild. Ihre Bedeutung liegt auf differentialdiagnostischem Gebiet. Können sie doch dem weniger Geübten durch Vortäuschung von überzähligen Herztönen oder Herzgeräuschen Schwierigkeiten bei der Kurvendeutung bereiten. Die unregelmäßige Einstreuung dieser Störgeräusche, die wechselnd und ohne jeden zeitlichen Zusammenhang mit der Herzaktion erfolgt, kennzeichnet ihre extrakardiale Herkunft. Häufige Formen derartiger Störgeräusche sind:

Atemgeräusch: Gelegentlich oder periodisch eingestreute Schwingungsgruppen von ungleicher Frequenz und Amplitude. Vorkommen bei Kindern sowie Kranken mit Ruhedyspnoe, z.B. infolge einer manifesten Herzinsuffizienz, da hier die Aufnahme des PKG in der üblichen Weise bei streng eingehaltener exspiratorischer Atemruhe nicht möglich ist. Ein besonders großes Ausmaß kann diese Überlagerung bei Bronchialasthma annehmen.

Sprachlaute: Sinusförmige Schwingungen von gleichbleibender Frequenz, ähnlich den „musikalischen" Herzgeräuschen.

Hautreiben, Haarknistern: Wahllos eingestreute, meist aus einigen wenigen Schwingungen bestehende Überlagerungen, die v. a. bei nicht absolut ruhiger Haltung des Mikrophons auf der Brustwand entstehen. Wegen ihres tonartigen Impulscharakters haben sie Ähnlichkeit mit Extratönen. Die Unterscheidung ist durch die fehlende Regelmäßigkeit im Auftreten gegeben, das zudem ohne jede Bindung an den Herzzyklus erfolgt.

Muskelzittern: Überlagerung der Schallkurve in ihrem gesamten Verlauf durch gleichartige Störschwingungen von geringer Amplitude und unterschiedlicher Frequenz, ähnlich dem Bild der Verzitterung des EKG. Auftreten bei Zittern des ganzen Körpers infolge Angst, Frieren, bei thyreotoxischem oder arteriosklerotischem oder parkinsonistischem Tremor u. ä.

Übersteuerung: Wird die Verstärkung zu hoch getrieben, so kommen Störgeräusche mannigfacher Herkunft zur Registrierung, die bei üblicher Einstellung unterdrückt bleiben. Sie sind an der übermäßig hohen Einstellung der Kurve mit überhöhten Ausschlägen in ihrem gesamten Ablauf leicht zu erkennen.

10.3 Normale Herztöne (vgl. Abb. 12)

Die bei der Herzaktion entstehenden Schwingungen werden in Richtung des Blutstromes fortgeleitet und nach Passage der verschiedenen Gewebeschichten an der Körperoberfläche auskultatorisch wahrnehmbar und phonokardiographisch registrierbar. Im physikalischen Sinn bestehen die Herztöne aus tiefen Frequenzen von etwa 30–50 Hz, die Herzgeräusche hingegen aus höheren Frequenzen zwischen 250–800 Hz.

10.3.1 I. Herzton

Der I. Herzton hat sein Punctum maximum der Hörbarkeit in der Gegend der Herzspitze (S_2). Er tritt in der frühen Kammersystole auf. Der Puls der A. carotis communis folgt etwa 0,03–0,04 s nach dem I. Herzton. Der I. Herzton beginnt 0,02–0,06 s nach Einsatz des QRS-Komplexes im EKG. Seine Gesamtdauer beträgt durchschnittlich 0,105–0,165 s beim Erwachsenen, bei Kindern ist die Zeitdauer kürzer.

Der I. Herzton besteht aus 3 Segmenten (Vor-, Haupt- und Nachsegment). Das *Vorsegment* enthält 1–3 Schwingungen in einem Frequenzbereich von 25–50 Hz und ist nicht hörbar. Das *Hauptsegment,* auch Tonsegment genannt, besteht aus 2–5 Schwingungen mit größeren Amplituden und hörbarer Frequenz zwischen 40–150 Hz. Im *Nachsegment* finden sich 1–3 Schwingungen, die ebenfalls wiederum nicht gehört werden können.

Der I. Herzton beruht v. a. auf dem Schluß der Mitralklappe. Muskelschwingungen und der Trikuspidalklappenschluß haben ebenfalls einen, wenn auch untergeordneten Anteil bei seinem Zustandekommen.

10.3.2 II. Herzton

Der II. Herzton hat sein Punctum maximum der Hörbarkeit über der Herzbasis. Er tritt am Ende der Systole auf 0,03–0,05 s nach Ende der T-Zacke mit einem aortalen

(II-A) und einem pulmonalen (II-P) Anteil bei einer Zeitdifferenz im Normalfall von 0,03 s zwischen aortaler und pulmonaler Komponente. Der II. Herzton setzt sich zusammen aus einer großen, 2- oder 3phasischen Welle hoher Tonlage mit kleinen unhörbaren Vibrationen tiefer Tonlage, die dem Hauptsegment vorangehen und ihm folgen. Somit hat der II. Herzton 3 Segmente (Vor-, Haupt- und Nachsegment.)

Das *Vorsegment* enthält 1–2 Schwingungen von 25–30 Hz, die nicht hörbar sind. Das *Hauptsegment* besteht aus 2–4 hochfrequenten großen Schwingungen von 70–150 Hz, die im hörbaren Bereich liegen. Das *Nachsegment* hat 1–3 Schwingungen von 25–30 Hz, die wiederum im nicht hörbaren Bereich liegen.

Die durchschnittliche Dauer des II. Herztons schwankt zwischen 0,085–0,145 s, wobei diese Zeitwerte bis zum 4. Lebensjahr wesentlich kürzer mit 0,06 s liegen. Der II. Herzton entsteht vorwiegend durch den Schluß der Aorten- und Pulmonalklappen. Dabei ist der Aortenklappenschlußton normalerweise lauter, hochfrequenter und fällt früher ein als der Pulmonalklappenschlußton. Über der Brustwand hört und registriert man allerdings fast nur den Ton der Aortenklappe, sofern der II. Herzton einen normalen einheitlichen Schallimpuls darstellt.

10.4 Systolische Extratöne (vgl. Abb. 34)

Unter Extratönen verstehen wir zusätzliche Schallimpulse zu dem normalerweise als einheitliche Schallphänomene imponierenden I. und II. Herzton während der Systole und Diastole.

10.4.1 Spaltung des I. Herztons

Eine Spaltung des I. Herztons ist charakterisiert durch die Beschränkung der Gesamtdauer der Spaltung auf den altersbezogenen Normalwert, der nicht überschritten wird. Der einheitliche Schallimpuls jedoch ist phonokardiographisch sichtbar unterteilt, wobei die Hauptschwingung des Tonsegmentes in 2 Wellenzüge mit etwa gleicher Frequenz und Amplitude aufgeteilt ist. Die Gipfel beider Schwingungen sind durch ein Intervall von 0,03–0,07 s getrennt.

Eine Spaltung des I. Tons kann durch verschiedenzeitigen Systolenbeginn beider Ventrikel auftreten, wenn gleichzeitig der Trikuspidalklappenschluß deutlicher als normal wahrgenommen wird. Man hört dann den asynchronen Schluß der Atrioventrikularklappen. Ein derartiges Phänomen kommt physiologisch bei Kindern und Jungendlichen vor.

Breite Spaltung (Doppelung) des I. Herztons
Deutliche Unterteilung des Hauptsegmentes im I. Ton in 2 Komponenten (Ia und Ib) von etwa gleicher Amplitude und Frequenz mit einem Intervall zwischen den Gipfelpunkten der beiden Hauptschwingungen von mehr als 0,07 s. Damit Verlängerung der Gesamtdauer des I. Tons stets über den oberen Grenzwert der Altersstufe.

Die Doppelung des I. Tons mit gleichzeitiger Verbreiterung der Gesamtdauer ist Ausdruck für eine abnorm starke Ungleichzeitigkeit in der Kontraktion der beiden Kammern, die stets pathologische Bedeutung hat. Man findet sie bei Rechtsschenkelblock, da durch die Erregungsleitungsstörung zum rechten Ventrikel dieser sich später als normal kontrahiert. Der schon unter Normalbedingungen der Mitralklappe nachfolgende Trikuspidalklappenschluß folgt in diesem Fall noch später und führt daher zur hörbaren Tonspaltung. Bei Linksschenkelblock findet sich die breite Spaltung des I. Herztons nur bei sehr ausgeprägter linksventrikulärer Verspätung des Systolenbeginns. Weiterhin kommt die Doppelung des I. Tons beim Vorhofseptumdefekt vor. Hier führt eine vermehrte diastolische Ventrikelfüllung zu einem verspäteten Systolenbeginn des rechten Ventrikels. Außerdem liegt bei dieser Angiokardiopathie häufig zusätzlich ein Rechtsschenkelblock vor. Ferner kann der I. Ton bei Trikuspidalstenose mit verlängerter rechtsventrikulärer Diastolendauer breit gespalten sein.

10.4.2 Aorten- und Pulmonaldehnungstöne

Im Abstand von etwa 0,09 s nach Einfall des I. Tons fällt eine 2. Schwingungsgruppe gemischter Frequenz und etwa gleich großer Amplitude ein, die bei hoher Abstimmung einem kurzen musikalischen Geräusch ähneln kann. Die Dauer dieses mit einer Schwankungsbreite von 0,05–0,10 s nach Beginn des I. Tons einfallenden Extratons beträgt 0,04–0,06 s. Man bezeichnet diesen *Aortendehnungston* unzutreffend auch als frühsystolischen Klick. Er entsteht durch Blutauswurf gegen hohen Widerstand mit gleichzeitiger Wanddehnung der Aorta und kommt daher bei arterieller Hypertonie und Aortensklerose vor. Ebenso findet er sich bei vermehrtem Auswurfvolumen, so bei Aortenklappeninsuffizienz, offenem Ductus arteriosus Botalli u.a.

Der *Pulmonaldehnungston* fällt 0,04–0,14 s nach Beginn des I. Tons ein und hat die gleiche Dauer wie der Aortendehnungston. Er entsteht durch Auswurf eines Blutvolumens gegen hohen Widerstand mit folgender Wanddehnung im Bereich der A. pulmonalis und kommt somit bei pulmonalem Hochdruck vor. Liegt dagegen ein vermehrtes Auswurfvolumen vor, so findet sich ein Pulmonaldehnungston z.B. bei Vorhof- und bei Ventrikelseptumdefekten und anderen Fehlbildungen.

10.4.3 Systolische Klicks

Typisch ist die ausgesprochene Veränderlichkeit im Schallbild, wobei das Auftreten des Extratons, je nach der Atemphase oder der Körperhaltung stark wechselt („Klick mit Trick"). Im allgemeinen stellt der systolische Klick eine schmale Gruppe hochfrequenter Schwingungen dar, deren Amplitude gelegentlich diejenige des I. und II. Herztons übertreffen kann. Er liegt meist in der Mitte oder im Ende der Systole mit einem Beginnwechsel zwischen etwa 0,16 s und 0,01 s vor dem folgenden II. Herzton. Während der Inspiration rückt er so nahe an den II. Herzton, daß eine Spaltung vorgetäuscht werden kann. Der Klick kann ebenso telesystolisch wie mesosystolisch plaziert sein. Ganz selten einmal sogar schon in der ersten Hälfte der Systole, dann aber im Unterschied zum Aortendehnungston stets näher zur Systolenmitte als zu dem I. Herzton. Gelegentlich können auch 2 und mehr Extratöne zugleich während der Systole vom Typ einer systolischen Klickbildung vorkommen.

Die *diagnostische Bedeutung* der systolischen Klicks liegt heute in dem damit gegebenen phonokardiographischen Nachweis eines Mitralsegelprolapssyndroms.

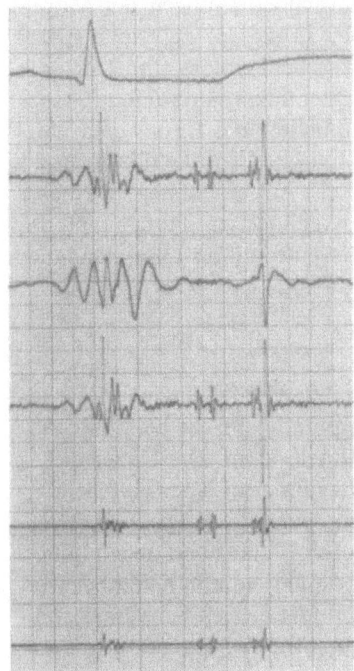

Abb. 34. PKG mit systolischen Extratönen: Doppelter systolischer Klick

10.5 Diastolische Extratöne (vgl. Abb. 35)

10.5.1 Enge Spaltung des II. Herztons

Der II. Herzton zeigt bei einer normalen Gesamtdauer von 0.085–0,145 s eine Unterteilung in 2 besonders im Inspirium meist hinreichend deutlich voneinander getrennte Segmente mit Schwingungsgruppen von jeweils unterschiedlicher Amplitude und Frequenz. Das *I. Segment* (IIA) hat in der Regel die größere Auschlagshöhe und Frequenz. Es entspricht dem Aortenanteil des II. Tons. Der Einfall des IIA-Anteiles und damit des II. Tons überhaupt erfolgt am Ende der T-Zacke mit einer Schwankungsbreite von ± 0,04 s. Die Zeitwerte für Dauer und Intervalle der einzelnen Anteile sind in Abhänigkeit vom Lebensalter beträchtlichen Schwankungen unterworfen. Das Intervall IIA–IIP beträgt 0,02–0,07 s. Das eigentliche Ruheintervall zwischen diesen beiden Anteilen der engen Spaltung macht etwa 0,02 s aus.
Die Spaltung erklärt sich durch den ungleichzeitigen Schluß der Aorten- und Pulmonalklappen. Bei Inspiration wird durch den negativen Druck im Thorax ein größerer venöser Blutzustrom und ein größerer Einstrom in das Herz verursacht. Das Schlagvolumen und damit die Systolendauer des rechten Ventrikels vermehren bzw. verlängern sich. Das II. *pulmonale Segment* des II. Tons (IIP) fällt somit später als das aortale Segment (IIA) ein. Die Spaltung wird phonokardiographisch am besten über S_4 erfaßt.
Die enge Spaltung des II. Herztons kommt physiologisch bei Erwachsenen, v.a. aber auch bei Kindern besonders deutlich markiert während der Inspirationsphase der Atmung vor.

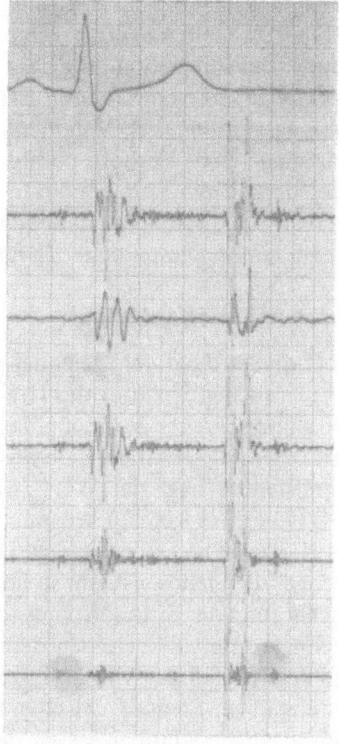

Abb.35. PKG mit diastolischem Extraton: Spaltung des
II.Tons und III.Herzton

Eine *paradoxe Spaltung des II. Herztons* liegt vor, wenn der Aortenklappenschluß
später als jener der Pulmonalklappe einfällt. Kennzeichnend ist daher die inspiratorische Abnahme bis zum Verschwinden und die exspiratorische Zunahme der Spaltung. Diese seltene Form einer paradoxen Spaltung findet man bei Volumenbelastung im Rahmen eines offenen Ductus Botalli mit großem Shuntvorkommen, bei
Druckbelastung des linken Ventrikels, etwa bei schwerer Aortenklappenstenose sowie manchmal bei verspäteter Erregung des linken Ventrikels bei Linksschenkelblock.

10.5.2 Breite Spaltung (Doppelung) des II.Herztons

Bei Aufnahme über S_4 zeigt der II.Herzton eine konstante Unterteilung in 2 nach
Amplitude und Frequenz weitgehend gleichartige Segmente, deren 1. (II-A) stets
noch vor dem Ende der T-Zacke bereits in den absteigenden Schenkel der T-Zacke
einfällt, während das 2. (II-P) an normaler Stelle nach Ausklingen von T liegt. Der
Abstand der Gipfelpunkte beider Hauptschwingungen beträgt mehr als 0,05 s. Die
Gesamtdauer des II.Tons überschreitet den altersbezogenen Höchstwert (beim Erwachsenen 0,11–0,15 s). Meist ist die Schwingungsfrequenz beider Anteile etwa
gleich. Liegt die Frequenz des II.Segmentes jedoch höher als diejenige des I.Seg-
mentes, dann handelt es sich um einen früheren Schluß der Pulmonalklappe im
Vergleich zu der Aortenklappe bei abnormer Kammererregung (z.B. bei Linksschenkelblock). Bei Linksschenkelblock nämlich führt die Verspätung des Aor-

tenklappenschlußes zuerst zu einer Zeitungleichheit der Semilunarklappenschlüsse, erst spät und selten zu einer Verspätung der Aortenklappe gegenüber der Pulmonalklappe. Eine breite Spaltung des II. Herztons kommt ferner vor bei Rechtsschenkelblock oder linksventrikulären Extrasystolen mit rechtsventrikulärer Erregungsausbreitungsstörung, bei Volumenbelastung des rechten Ventrikels, z.B. auf der Grundlage eines Vorhofseptumdefekts. Bei dieser Anomalie ist die Volumenbelastung der rechten Kammer bei In- und Exspiration konstant, so daß das Spaltungsintervall praktisch atemunabhängig bleibt im Sinne einer *„fixen Spaltung"*. Ferner kommt ein breitgespaltener II. Herzton bei Pulmonalklappenstenose vor.

10.5.3 Mitralöffnungston

Im Phonokardiogramm zeichnet sich der Mitralöffnungston, zum Unterschied von einer einfachen Spaltung des II. Herztons, durch eine den normalen Grenzwert von 0,10 s überschreitende Gesamtdauer aus. Der Abstand vom Beginn des II. Tons bis zum Beginn des Extratons beträgt meist mehr als 0,07 s. Je nach dem Ausmaß der Mitralstenose liegt der Wert zwischen 0,07 und 0,15 s. Der Mitralöffnungston (MÖT) beginnt 0,05–0,1 sec, maximal O,14 s nach Beginn des aortalen Segmentes des II. Tons. Die Dauer beträgt 0,01–0,03 s.

Je enger die Stenose ist, um so höher steigt der Druck im linken Vorhof und um so rascher folgt der Mitralöffnungston dem II. Herzton. Das als *Mitralöffnungszeit* bezeichnete Intervall zwischen dem Beginn des II. Herztons (Aortenklappenschluß) und dem Einfall des Mitralöffnungstons liegt bei schwerer Stenose unter 0,07 s, bei mittelgradiger Stenose zwischen 0,07 und 0,11 s, bei leichter Stenose über 0,11 s. Unbewegliche Klappen lassen den Mitralöffnungston verschwinden, ebenso eine hochgradige Klappenverkalkung. Eine lange Diastole bei bradykardem Grundrhythmus erlaubt eine bessere Entleerung des Vorhofs. Dadurch sinkt der Druck, und die Mitralöffnungszeit wird länger, wodurch ein geringerer Schweregrad des Vitiums vorgetäuscht werden kann. Der Abstand II. Herzton bis Mitralöffnungston ist von der Atemphase unabhängig.

Ein Mitralöffnungston entsteht ausschließlich bei *Mitralstenose* mit noch beweglichen Mitralklappensegeln zu Beginn der raschen Füllung des linken Ventrikels. Die Klappe kann sich jedoch nicht mehr völlig öffnen und schlägt am Ende der Bewegungsfähigkeit in eine zur Kammer gerichteten Kuppelform mit annähernd zentraler Restöffnung um. Am Ende der Exkursion kommt es zu Schwingungen der angespannten Klappensegel.

10.5.4 III. Herzton (frühdiastolischer Füllungston)

Der III. Ton beginnt im Phonokardiogramm 0,11–0,18 s nach dem aortalen Segment des II. Tons. Die Registrierung gelingt am besten über S_1. Die größte Amplitude erreicht der III. Herzton bei tiefer Verstärkerabstimmung. Er besteht aus 1–2 trägen Schwingungen von 10–20 Hz, deren Amplitude i. allg. gering ist. Die Gesamtdauer liegt zwischen 0,02 s und 0,06 s. Der III. Herzton ist in Linksseitenlage nach Belastung und mit Kopftieflage am deutlichsten nachweisbar. Im Stehen, bei Vassalva-Preßdruck sowie während Atemstillstand verschwindet er. Als Erklärung nimmt man Ventrikelwandschwingungen bei frühdiastolischer Kammerfüllung an. Beim Erwachsenen deutet der stets pathologische, ja alamierende Befund eines verstärkten III. Herztons als frühdiastolischer Füllungston auf eine Insuffizienz des linken Vetrikels hin. Im Kindesalter kommt er dagegen als Normalbefund vor, wobei der Entstehungsmechanismus noch diskutiert wird.

10.5.5 Perikardton (Panzerherzton)

Dieser protodiastolische Extraton beginnt 0,07–0,12 s nach dem II. Herzton. Er hat akustisch und phonokardiographisch Ähnlichkeit mit einem Mitralöffnungston, unterscheidet sich von diesem jedoch durch den niedrigen Frequenzgehalt.

Der Ton entsteht durch abrupten Stoß bei der initialen Ventrikelfüllung in der frühen Diastole gegen die starre oder durch Erguß an der weiteren Ausdehnung gehinderte Ventrikelwand. Eine derartige mechanische Bewegungsbehinderung liegt vor bei Panzerherz, konstriktiver Perikarditis oder Perikarderguß.

10.5.6 IV. Herzton

Der IV. Herzton (Vorhofton) beginnt 0,04–0,06 s nach Beginn der P-Zacke im EKG. Der IV. Herzton ist an eine intakte Vorhofkontraktion gebunden und fehlt daher bei Vorhofflimmern. Bei Überleitungsverlängerung vom Vorhof zur Kammer bleibt die zeitliche Bindung an die P-Zacke erhalten. Im allgemeinen enthält auch der pathologisch verstärkte IV. Herzton einen niederen Frequenzgehalt von etwa 20–30 Hz und ist am deutlichsten bei tiefer Verstärkerabstimmung darstellbar. Bei Registrierung mit schnell-laufendem Film (100 mm/s) unterteilt sich der pathologisch verstärkte IV. Herzton in ein 1., 2., und 3. Segment.

Der pathologisch verstärkte Vorhofton wird durch die Vorhofkontraktion hervorgerufen. Er ist stets als pathologisch zu betrachten und ein Alarmsymptom, das auf eine beginnende ventrikuläre Insuffizienz hinweist mit Rückstau in den noch nicht dilatierten Vorhof.

10.6 Herztöne bei künstlichen Herzklappen (vgl. Abb. 36)

Nach dem Einsetzen künstlicher Herzklappen, z. B. bei Mitralklappenersatz, können Töne wahrgenommen werden, die sowohl am Beginn wie am Ende der Diastole registriert werden. Beim ersteren handelt es sich um einen Ton, der als Prothesenöffnungston bezeichnet wird und durch die Bewegung der Kugel bzw. Linse gegen den Käfig auftritt. Bei Mitralprothesenranddefekten fehlt der Prothesenöffnungston i. allg. Die enddiastolischen Töne stellen Geräuschphänomene dar, die beim Rückprall der Kugel auf den Ring auftreten, indem der Druck der linken Kammer den Druck im linken Vorhof übersteigt.

Ähnliche Töne können registriert werden am Beginn der Systole bei Patienten mit einer Aortenklappen- bzw. Pulmonalklappenprothese, während die Kugel bzw. die Linse gegen den Käfig angehoben wird. Der Schluß der künstlichen Herzklappe vom Aorten- bzw. Pulmonaltyp zeichnet sich durch einen sehr lauten akzentuierten II. Herzton über dem Aorten- bzw. Pulmonalabhörgebiet aus.

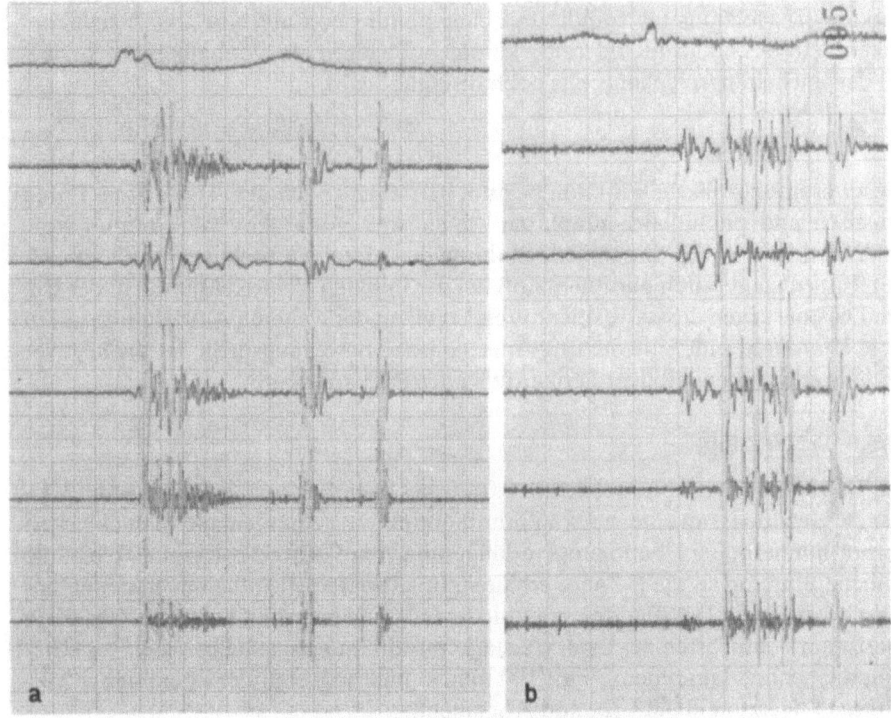

Abb. 36a, b. PKG bei künstlicher Herzklappe. **a** Mitralklappe. **b** Aortenklappe

10.7 Systolische Herzgeräusche (vgl. Abb. 14)

Ebenso wie bei der Herzauskultation sind für die diagnostische Analyse eines Herz-geräusches im Phonokardiogramm maßgeblich der Geräuscheinfall, die Geräusch-dauer, die durch die Amplitude gekennzeichnete Geräuschintensität sowie der durch den Frequenzgehalt typische Klangcharakter. Schließlich ist zur Differenzie-rung der Geräusche die Erfassung des Maximalpunktes und einer etwaigen Ge-räuschfortleitung von maßgeblicher Bedeutung.

10.7.1 Systolische Geräusche mit Maximalpunkt über S_3

Das systolische Austreibungsgeräusch von meist beträchtlicher Amplitude und ho-hem Frquenzgehalt mit gleichzeitiger Fortleitung in die Halsarterien ist ein patho-gnomonischer Befund bei *Aortenklappenstenose*. Je früher das Geräuschmaximum in der Systole erreicht wird, um so geringgradiger ist die Stenose. Ein erst spät in der Systole liegendes Geräuschmaximum dagegen weist auf eine hochgradige Klap-penverengung hin (Abb. 14b).

Das systolische Sofortgeräusch von Decrescendocharakter mit meist uneinheitli-chem Frequenzgehalt als Sofortgeräusch von Decrescendocharakter weist auf eine *Aortensklerose* hin (Abb. 14a).

10.7.2 Systolische Geräusche mit Maximalpunkt über S$_4$

Das sog. *akzidentelle, nicht klappenbedingte endokardiale* Geräusch, das bei 80% Kindern und Jugendlichen als Normalbefund registrierbar ist, liegt stets protosystolisch. Es folgt dem I. Herzton in der Regel nach einer, wenn auch sehr kurzen Pause als Intervallgeräusch. Es erreicht eine meist nur geringe Amplitude und ist auf die Protosystole begrenzt. Nicht selten machen regelmäßige Sinusschwingungen das akzidentelle Geräusch als musikalisch deutlich. Beweisend für die akzidentelle, d.h. klinisch bedeutungslose Natur ist die ausgesprochene Abhängigkeit des Geräusches von der Körperlage. Im Liegen und beim tiefen Exspirium erreicht es seine größte Intensität. Im Stehen dagegen verliert es so erheblich an Lautstärke, daß es kaum noch registrierbar bleibt.

Beim *Vorhofseptumdefekt* findet sich ein Austreibungsgeräusch von meist geringer Amplitude in der Proto- oder Mesosystole. Ausnahmsweise kann es auch als systolisches Sofortgeräusch von Decrescendocharakter oder von spätsystolischem Crescendocharakter auftreten. Das Geräusch ist im Gegensatz zu dem akzidentellen systolischen Geräusch unabhängig von der Körperlage. Es wird sowohl im Liegen wie im Sitzen und Stehen in der gleichen Weise registriert. Bezeichnend ist die Fortleitungstendenz zur linken Achselhöhle sowie eine meist bei phonokardiographischer Aufnahme deutlich dargestellte breite Spaltung bzw. Doppelung des II. Herztons, die in ihrer Konstanz unabhängig von der Atmung bleibt (Abb. 14 c).

Bei *Pulmonalstenose* findet sich im Phonokardiogramm ein systolisches Austreibungsgeräusch, das in seiner Amplitude unabhängig von der Körperhaltung ist und den Maximalpunkt über S$_4$ erreicht.

10.7.3 Systolische Geräusche mit Maximalpunkt über S$_5$ und entlang dem linken Sternalrand

In diesem Bereich werden die lautesten systolischen Geräusche überhaupt registriert mit einer Intensität, die den Stärkegrad 6 erreichen kann. Sie haben in der Regel eine holosystolische bzw. pansystolische Ausweitung. Das Geräusch beginnt sofort mit dem I. Ton bei ebenfalls schon im I. Ton erreichter größter Amplitude und Anhalten dieser Ausschlagshöhe unverändert bis zum II. Ton hin. Ein derartiger Geräuschbefund charakterisiert das pansystolische Geräusch bei *Ventrikelseptumdefekt*. Bei der *Fallot-Tetralogie* dagegen zeigt der I. Anteil des holosystolischen Geräusches einen mittleren Frequenzgehalt von großer Amplitude, während ein II. hochfrequenter Anteil eine geringere Amplitude erreicht (Abb. 14 d).

10.7.4 Systolische Geräusche mit Maximalpunkt über S$_2$

Ein systolisches Sofortgeräusch mit Anschluß unmittelbar an den vorausgehenden I. Herzton, mit dem es oft zusammenfällt, gibt bei ausgesprochenem Decrescendocharakter phonokardiographisch den Hinweis auf eine *Mitralinsuffizien Typ I*. Das systolische Geräusch zeigt einen mehr oder weniger raschen Abfall der Amplitude. Es endet spätestens im letzten Drittel der Systole, d.h. also stets vor dem Einfall des II. Herztons. Der I. Herzton ist in normaler Intensität vorhanden. Diesem Typ I der Mitralinsuffizienz entsprechen die hämodynamisch weniger schwerwiegenden Klappendefekte (Abb. 14 e).

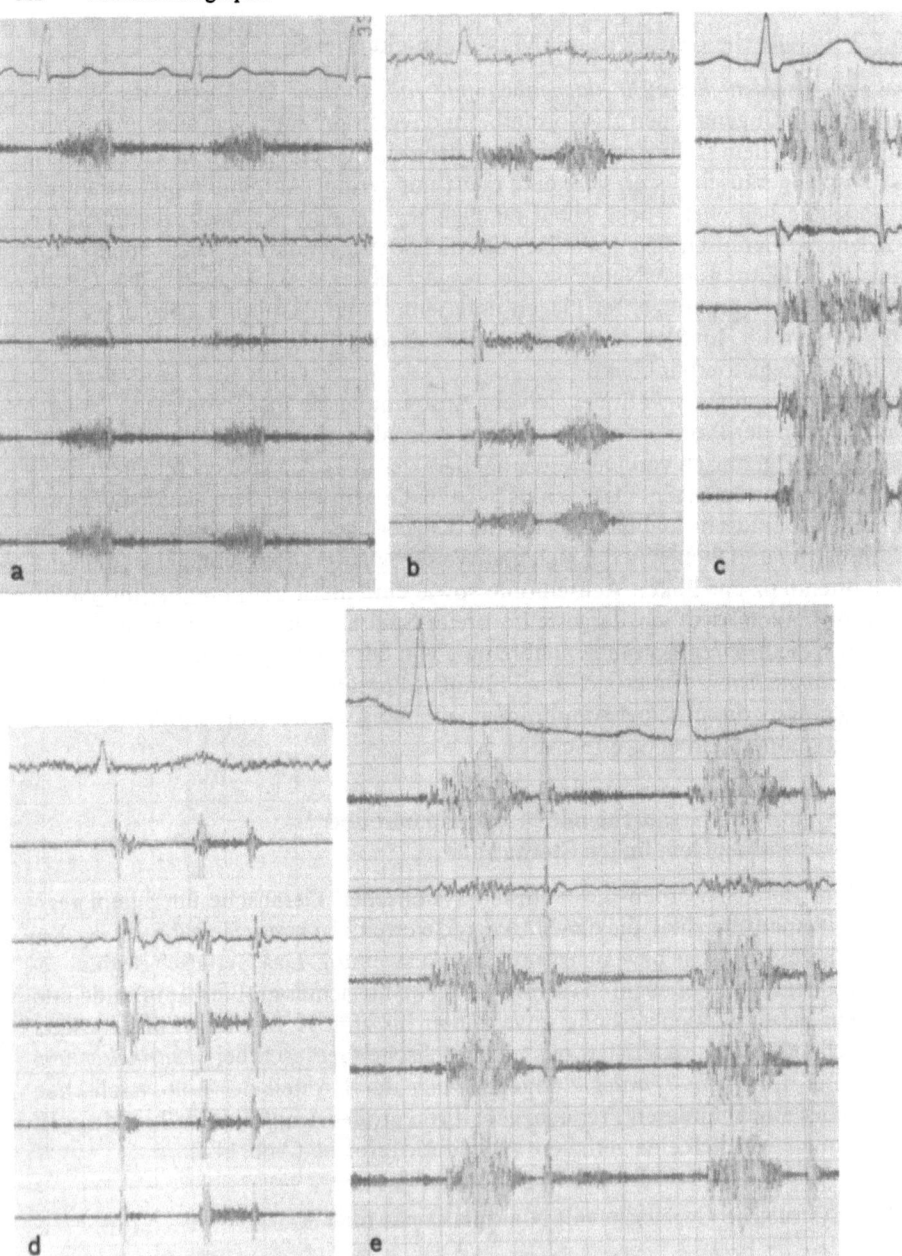

Abb. 37 a–f. PKG bei Herzgeräusch-Sonderformen und Mehrfachgeräuschen. **a** Offener Ductus arteriosus Botalli. **b** Perikarditis sicca. **c** Ventrikelseptumdefekt. **d** Mitralsegelprolapssyndrom. **e** Komb. Aortenfehler.

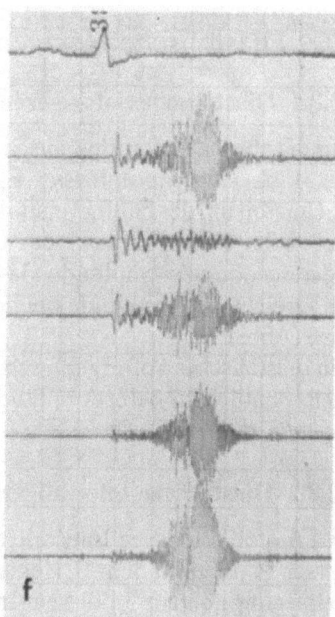

Abb. 37 (Fortsetzung). **f** Aortensklerose mit musikalischem
Geräusch

Behält das systolische Sofortgeräusch seine Intensität mit gleichbleibender Amplitude während der gesamten Dauer holosystolisch-bandförmig bis zum II. Herzton,
so deutet dieser PKG-Befund auf das Vorliegen einer höhergradigen *Mitralinsuffizienz vom Typ II* hin. Das Geräusch beginnt ebenfalls als Sofortgeräusch unmittelbar zur Zeit des I. Herztons. Es setzt sich mit einer während der gesamten Systole
gleichbleibenden Lautstärke bis zum II. Ton hin fort und findet erst mit dessen Einfall unvermittelt seinen Abschluß. Das Geräusch zeichnet sich durch einen überwiegend hohen Frequenzgehalt aus (Abb. 14f).
Ein spätsystolisches Intervallgeräusch von Crescendocharakter über S_2 weist auf
den sog. *Typ III der Mitralinsuffizienz* hin. Im Anschluß an einen oft in der Amplitude vergrößerten I. Herzton setzt, durch eine deutliche Pause von diesem getrennt,
ein in der Regel etwa in der Mitte der Systole beginnendes Geräusch ein, das nach
raschem und gleichmäßigem Anstieg der Amplitude jäh mit dem Einfall des II.
Herztons endet. Die Entstehung des Geräusches beruht auf einem mangelhaften
Schluß der Mitralsegel infolge einer Papillarmuskeldysfunktion bzw. einer abnor-
men Verlängerung der Sehnenfäden des Halteapparates, wie sie bei dem sog. *Mitralsegelprolapssyndrom* vorkommt. Durch ungenügende Stellkraft des Papillarmus-
kels an einem der beiden Mitralsegel oder auch an beiden Mitralsegeln kommt es
zum Rückschlag des Mitralsegels während der Systole in den linken Vorhof. Die
damit entstehende Dehiszenz des Klappenschlusses verursacht das Crescendogeräusch. Häufig beginnt das Geräusch im PKG mit einem systolischen Klick, der
durch die ruckartige Arretierung der unversehrten Mitralsegel in Vorhofebene verursacht wird (Abb. 14g).

10.8 Diastolische Herzgeräusche (vgl. Abb. 15)

10.8.1 Diastolische Sofortgeräusche mit Maximalpunkt über S_3

Ein diastolisches Sofortgeräusch über S_3 ist im PKG wegweisend für die Diagnose der *Aortenklappeninsuffizienz*. Es schließt sich ohne Intervall unmittelbar an den II. Herzton an, der häufig verstärkt akzentuiert gefunden wird. Dem auskultatorisch gießenden Klangcharakter des Geräusches entspricht im PKG das gleichmäßige Decrescendo der Amplitude, das sich bis weit in die Diastole hinein erstreckt. Dabei erreicht die Amplitude bei hohem Frequenzgehalt ein meist nur geringes Ausmaß (Abb. 15 a).

Ein diastolisches Sofortgeräusch von ähnlicher Charakteristik im PKG, jedoch von meist deutlich größerer Amplitude und noch längerer Dauer findet sich bei der *Pulmonalinsuffizienz*.

10.8.2 Diastolische Intervallgeräusche über S_2

Das protodiastolische Intervallgeräusch der *Mitralstenose* fällt stets erst nach einer kurzen Pause nach dem II. Herzton bzw. sogleich oder mit Intervall nach dem Mitralöffnungston ein. In diesem Intervallcharakter sowie durch die Lokalisation des Maximalpunktes über S_2 unterscheidet es sich von dem diastolischen Sofortgeräusch der Aorteninsuffizienz.

10.8.3 Spätdiastolische (präsystolische) Intervallgeräusche über S_1

Ein nach Einfall der P-Zacke einsetzendes präsystolisches Crescendogeräusch, das mit Einfall des I. Herztons endet, ist beweisend für eine *Mitralstenose*. Bei Verlängerung der AV-Leitungszeit stellt sich dieses präsystolische Geräusch als vollständiges Austreibungsgeräusch von querovaler Spindelform dar. Dieses spätsystolische Geräusch bildet sich am Ende der Diastole während der Auspressung des Blutes aus dem linken Vorhof durch den verengten Mitralklappenring in die linke Kammer. Bei normaler Dauer der AV-Überleitungszeit gelangt das Geräusch nur in seinem Anfangsteil zur Ausbildung und wird als der bekannte präsystolische Schnapp im PKG eindrucksvoll dargestellt. Ermöglicht aber eine Verlägerung der AV-Überleitungszeit die volle Entfaltung dieses Geräusches, so stellt es sich im Schallbild als spindelförmiges präsystolisches Austreibungsgeräusch in seiner vollen Ausbildung dar, das noch vor dem Einfall des folgenden I. Tons wieder abgeklungen ist. Das Geräusch ist an eine geordnete Vorhofkontraktion gebunden und muß daher bei Flimmerarrhythmie fehlen (Abb. 15 b–c).

10.9 Sonderformen eines Herzgeräusches (Abb. 37)

Bei *offenem Ductus arteriosus Botalli* findet sich ein systolisch-diastolisches Zweiphasengeräusch, dessen Maximum über S_4 registriert wird. Es beginnt im PKG als Intervallgeräusch mit breitem Abstand nach dem I. Herzton, steigt dann schnell in steilem Crescendo zu dem meist betonten und gespaltenen II. Herzton an. Nachdem es hier die größte Amplitude erreicht hat, geht es ohne Unterbrechung in das diastolische Sofortgeräusch über, das in einem etwas flacheren Decrescendo und daher mit einer ein wenig längeren Dauer etwa im dritten Drittel der Diastole endet. In selteneren Fällen kann sich das Geräusch auf die Systole als spätsystolisches Crescendogeräusch bei offenem Ductus arteriosus beschränken oder auch ganz fehlen, wenn der persistierende Ductus ungewöhnlich lang und eng ist oder wenn er eine weite und dabei nur kurze Fistel bildet.

Das *perikardiale Reibegeräusch* bei trockener Herzbeutelentzündung, etwa im Verlauf eines Herzinfarktes oder bei virusbedingten, urämischen oder rheumatischen Perikarditisformen, zeichnet sich durch ein Mehrfachgeräusch in fester zeitlicher Abhänigkeit zu den Herzaktionsphasen auf. So etwa als ein 3- oder 4teiliger, über Systole und Diastole in fixer Bindung verteilter Rhythmus.

11 Echokardiographie

11.1 Grundlagen

Verglichen mit anderen diagnostischen Verfahren wie Elektrokardiographie oder Röntgenuntersuchung des Herzens befindet sich die als Echokardiographie bezw. Ultraschallkardiographie bezeichnete Anwendung des Ultraschalls auch heute noch in den Anfängen ihrer Entwicklung, wie dies Feigenbaum erst 1978 noch unterstrichen hat. Weitere technische Vervollkommnungen und diagnostische Verfeinerungen sind zu erwarten. Dennoch stellt die Echokardiographie bereits in dem gegenwärtigen Stand ihres Ausbaues ein diagnostisches Hilfsmittel dar von wachsender Bedeutung bei der Untersuchung Herzkranker gerade auch in dem außerklinischen Bereich. Nach Absolvierung eines Einführungslehrgangs sind heute auch niedergelassene Internisten berechtigt, die mit der Echokardiographie verbundenen Untersuchungskosten kassenüblich abzurechnen.

Unter Echokardiographie verstehen wir ein diagnostisches Verfahren, das den als *Ultraschall* bezeichneten Tonbereich mit Frequenzen von über 20000 Hz in diesem speziellen Falle mit Millionen Schwingungen/s oberhalb des hörbaren Bereiches anwendet. Die diagnostischen Ergebnisse dieses Verfahrens beruhen auf dem physikalischen Prinzip der Reflexion von Ultraschallwellen an einer Grenzfläche zwischen Medien verschiedener akustischer Impedanz. Von der Größe des Unterschiedes zwischen mehreren Materialien bzw. Gewebsschichten hängt somit die Quantität des reflektierten Schalls ab. Je größer der akustische Unterschied ist, desto größer wird der Anteil des teils reflektierten, teils gebrochenen Schalls.

Die *technische Ausrüstung* zur Echokardiographie besteht zum einen aus einem Schallkopf mit einem piezoelektrischen Umwandler (Ultraschall-Transducer) zum Senden und Empfangen der Ultraschallwellen. Den 2. Bestandteil bildet der Echokardiograph, auch Sonar genannt, zur Registrierung und fotographischen Aufzeichnung des Echokardiogramms.

Die *eindimensionale Echokardiographie* mit M-Mode-Technik bietet infolge ihres hohen Auflösungsvermögens die Möglichkeit, z. B. Herzkonturen scharf darzustellen bzw. in ihren zeitlichen Bewegungsabläufen und -vorgängen zu erfassen. Allerdings werden dabei nur umschriebene Strukturen berücksichtigt ohne die Möglichkeit zu einer exakten räumlichen Orientierung.

Einen erheblichen Fortschritt bedeutet daher die Einführung der heute allgemein angewandten *zweidimensionalen Schnittbild-Echokardiographie* im Echt-Zeit-Verfahren. Diese Technik erlaubt neue Informationen mit einer exakten räumlichen Orientierung und Definierung des Echos durch zweidimensionale Bilder. Dabei ist allerdings die Funktionsbeurteilung selbst wegen der unzureichenden Quantifizier-

barkeit eingeschränkt. Dieses Verfahren basiert auf der Entwicklung des Multiele-
ment-Scanners, der 1973 durch den holländischen Ingenieur K. Bom entwickelt
worden ist.

Unter *Doppler-Echokardiographie* ist zu verstehen, die Verbindung der Standard-
echokardiographie mit den Dopplertechniken zur Bestimmung der Blutströmungs-
geschwindigkeit.

Differenzierende und quantifizierende Einblicke in die Funktion des systolischen
und diastolischen Verhaltens des linken Ventrikels schließlich wurden in jüngster
Zeit ermöglicht durch die von Gibson erarbeitete *Computerauswertung des Echokardiogramms.*

11.2 Aufnahmetechnik

Die echokardiographische Untersuchung beginnt mit der Einstellung des Rege-
lungsschalters am Echokardiographen. Für das Einstellen des Tiefenausgleichs ist
dabei die Benutzung der A-Mode-Darstellung auf dem Oszilloskop besonders geeignet. Der Untersucher wird alle einzelnen Echos erkennen und auch registrieren
müssen, die zur Erfassung der individuellen Situation bei einem Patienten notwendig sind. Dabei ist das vordere Mitralsegel besonders leicht auszumachen. Es gibt
daher bei den meisten Patienten eine brauchbare erste Orientierung ab und wird
aus diesem Grunde häufig als Ausgangspunkt der Untersuchung benutzt. Nach
Darstellung dieses vorderen Mitralechos richtet man den Strahl des Schallkopfes
nach oben und medial zur Untersuchung der Herzbasis, nach unten und lateral zur
Untersuchung der Ventrikel, nach medial zur Erfassung der Trikuspidalklappe sowie schließlich nach oben zur Aufzeichnung des Echos der Pulmonalklappe.

Zur Erzielung eines diagnostisch brauchbaren Echokardiogrammes ist es unerläßlich, daß der Untersucher eine festgelegte Vorstellung von dem Aussehen von
Echos individueller kardialer Strukturen besitzt. Die Aufzeichnung eines erkennbaren und interpretierbaren Echokardiogrammes ist dann abhängig von einer Vielzahl erlernbarer und beherrschbarer Faktoren wie Schallkopfrichtung, Anpassung
der Schallkopfposition, Einstellung der echokardiographischen Regler und nicht
zuletzt auch Auswahl einer geeigneten Position des Patienten. Zum Einfangen möglichst vollständiger und exakt deutbarer Echos bildet die fortlaufende Anpassung
der Stellung des Schallkopfes und der Regler eine unerläßliche Vorbedingung. Nur
so wird man Echos mit der größten Amplitude und Intensität auffinden und darstellen können. Dies aber setzt voraus Erfahrung und einen u. U. nicht unerheblichen Zeitaufwand. Doch nur so lassen sich die vielen möglichen Fallgruben in der
echokardiographischen Technik vermeiden.

Trotz aller Möglichkeiten zu meßtechnischer Exaktheit und damit scheinbarer Ob-
jektivität liegt die besondere Eigenart der Echokardiographie in der Produktion
bildhafter und diagnosetypischer Befundmuster. Ihre zutreffende Interpretation
beruht – wie beim Elektrokardiogramm – auf einer „Blickdiagnostik". Sie gelangt
aber zu einer ausreichenden Perfektion nur durch die Schulung an einem großen
Bildmaterial mit Speicherung eines entsprechenden optisch-visuellen Erfahrungs-
gutes unter kundiger Anleitung.

In der künftigen Entwicklung der Echokardiographie wird es nach W. Rudolph neben einer Standardisierung der Untersuchungstechniken v. a. um eine Quantifizierung der echokardiographischen Befunde durch breitere Nutzung einer computergesteuerten Auswertung gehen sowie um eine Validierung durch invasive Vergleichsmessungen. Wesentlich ist es dabei, die Wertigkeit der einzelnen echokardiographischen Kriterien, also ihre Spezifität und ihre Sensitivität, enger und exakter festzulegen. Schon heute liegt aber die große Bedeutung dieses noch jungen Verfahrens in ihrer den Patienten uneingeschränkt schonenden, nicht invasiven und damit völlig risikolosen Anwendungstechnik, auch in der außerklinischen Praxis. Manche der bisher nur der Klinik vorbehaltenen invasiven und für den Patienten eingreifenden kardiologischen Untersuchungen werden damit zu einem nicht unerheblichen Teil entbehrlich.

11.3 Indikationen

Die heutige Entwicklung der Echokardiographie, insbesondere unter Einbeziehung der neuen technischen Fortschritte einer computergestützen zweidimensionalen Schnittbildechokardiographie, hat den Indikationsbereich und die diagnostische Aussagekraft dieses Verfahrens erheblich ausgeweitet. Einzelheiten zu den speziellen Indikationen bei der Untersuchung einzelner Herzabschnitte sind in dem Standardwerk von Feigenbaum, (1979) ferner in Stefan-Most (1981) sowie in Stefan (1976) übersichtlich dargestellt.

Aufschlußreiche qualitative und vielfach auch quantitative *diagnostische Hilfen* bei nichtinvasiver ambulanter Untersuchung sind von der echokardiographischen Untersuchung zu erwarten v. a. für die spezielle Diagnostik der folgenden Herzabschnitte und Herzerkrankungen:

Mitralklappe:
Mitralstenose
Mitralinsuffizienz
Mitralklappenprolaps
losgerissene Mitralklappe
Vegetationen an der Mitralklappe

Aortenklappe:
Aortenklappenstenose
Aortenklappeninsuffizienz
Hypertrophische Subaortenstenose
Bikuspidale Aortenklappe
Vegetationen an der Aortenklappe

Trikuspidalklappe und Pulmonalklappe:
Trikuspidalstenose
Ebstein-Anomalie
Pulmonalstenose
Infundibuläre Pulmonalstenose

Aorta:
Aortenaneurysma
Subaortenstenose
Supravalvuläre Aortenstenose
Aneurysma des Sinus Valsalvae

Linker Vorhof, rechter Vorhof und Vorhofseptum:
Größenbestimmung des li. Vorhofs sowie Wandbewegung in diesem Bereich
Vorhofseptum

Rechter Ventrikel:
Größenbestimmung des re. Ventrikels sowie Untersuchung der Vorderwand des
rechten Ventrikels

Ventrikelseptum:
Septumbewegung bei Volumenbelastung des linken Ventrikels
Septumbewegung bei Volumenbelastung des rechten Ventrikels
Septumbewegung bei Veränderungen der elektrischen Depolarisation
Septumbewegung und Erkrankung des Myokards
Dickenbestimmung des Ventrikelseptums

Linker Ventrikel:
Wanddickenbestimmung des linken Ventrikels z. B. bei koronarer Herzkrankheit
Linksventrikuläre Herzwandaneurysmen bei koronarer Herzkrankheit (Herzin-
farkt)
Ventrikelfunktionsstörungen sowie Beurteilung von Schlagvolumen und Aus-
wurffraktion
Erkennung und Quantifizierung einer regionalen Wandbewegungsstörung oder
Wanddickenveränderung

Koronare Herzkrankheit:
Nachweis abnormer Wandbewegung, Ischämie oder Vernarbung des Myokards
(Herzinfarkt)
Linksventrikuläre Aneurysmen
Koronargefäßdarstellung

Angeborene Angiokardiopathien:
Klappenanomalien an der Aorta, Mitralis, Pulmonalis und Trikuspidalis Kardiale
Shunts bei offenem Ductus arteriosus Botalli, Ventrikelseptumdefekt, Vorhofsep-
tumdefekt
Endokardkissen-Defekt
Fehlmündende Lungenvenen
Single-ventricle
Anomalien der großen Gefäße wie Fallot-Tetralogie u. ä.
Truncus arteriosus
Transposition der großen Arterien

Perikarderkrankungen:
Perikarderguß
Perikardverdickung

Konstriktive Perikarditis und Perikardtamponade
Fehlen des Perikards

Herztumoren:
Myxom des linken Vorhofs

Myxom des rechten Vorhofs
Ungeeignet ist nach den bisherigen Erfahrungen die Anwendung der Echokardiographie zum Nachweis einer Funktionsstörung der Koronararterien selbst sowie

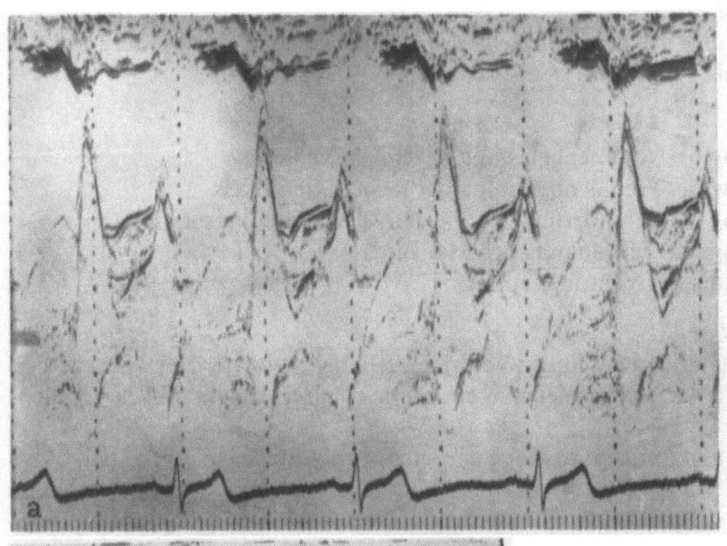

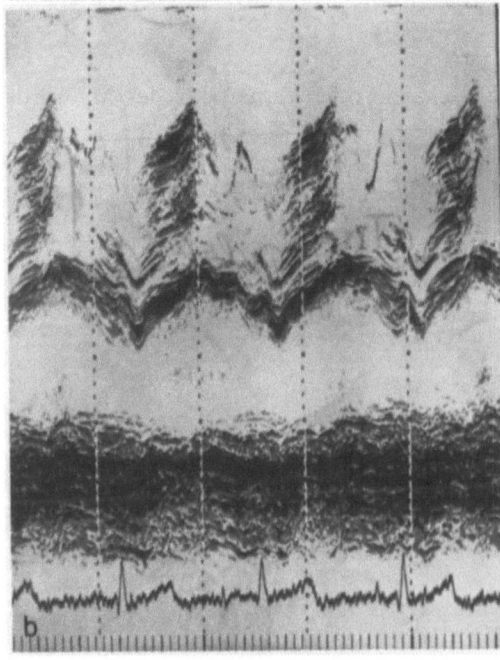

Abb. 38 a, b. Echokardiographie-Befun-
de. (Aufnahmen: Dr. Peter Aust, Kreis-
krankenhaus, Bad Soden/Ts.). **a** Normalbefund der Mitralklappe. **b** Normalbefund der Trikuspidalklappe

bei Mitralsegelprolapssyndrom auf dem Boden einer Ischämie oder Herzinfarkt-narbe. Dagegen hat das Verfahren wertvolle Bedeutung bei dem Nachweis eines Mitralsegelprolapssyndroms anderer Genese wie z. B. Verlängerung der Sehnenfä-den oder primärer Degeneration der Sehnenfäden.

11.4 Beispiele typischer Befunde (vgl. Abb. 38)

Normaler echokardiographischer Befund des Mitralsegels
Normaler echokardiographischer Befund der Trikuspidalklappe
Zusammenfassend läßt sich die diagnostische und differentialdiagnostische Bedeu-tung der Echokardiographie für die Routinekardiologie, ausgenommen die konge-nitalen Vitien, nach dem heutigen Stand der Erkenntnisse wie folgt umreißen:
Pathognomonischer Befund bei:
Mitralstenose
Mitralklappenprolapssyndrom nicht ischämischer oder narbenbedingter Genese
Perikarderguß
Asymmetrischer Septumhypertrophie mit oder ohne Ausflußbahnobstruktion
Aortenklappensklerose
Mitralringverkalkung
Trikuspidalstenose
Hinweisender Befund bei:
Aortenstenose
Aorteninsuffizienz
Primärer und sekundärer kongestiver Kardiomyopathie
Volumenüberlastung des linken oder rechten Ventrikels
Bakterieller Endokarditis
Sehnenfadenabriß im Mitralbereich
Pulmonalklappenfehler
(Nach Michel 1981)
Diagnostisch von entscheidender Bedeutung ist in jüngster Zeit die zweidimensio-nale Echokardiographie bei *koronarer Herzkrankheit* geworden zur Erkennung der Wandbewegungen z. B. bei Herzinfarkt mit der Darstellung einer sog. unkoordi-nierten Kontraktion.

12 Arterienpulsschreibung (vgl. Abb. 39)

In der Praxis wird v. a. die Karotispulskurve registriert, da ihre Analyse zusätzliche Hinweise für den Funktionszustand des Myokards und v. a. für die Diagnostik der Aortenklappenfehler (Aortenklappenstenose) sowie der idiopathischen Herzmuskelhypertrophie und anderer Herzerkrankungen geben kann. Die Bestimmung der Pulswellengeschwindigkeit mittels synchroner Registrierung zentraler und peripherer Arterienpulse wird zur Beurteilung der kardiovaskulären Funktion verwendet. Die *Aufnahmetechnik* bedient sich eines Pulsabnehmers. Er wird auf die A. carotis externa aufgesetzt. Seine Registrierungen gelangen mittels eines Elektrokardiographen im EKG als zeitlicher Bezugskurve zur Darstellung.

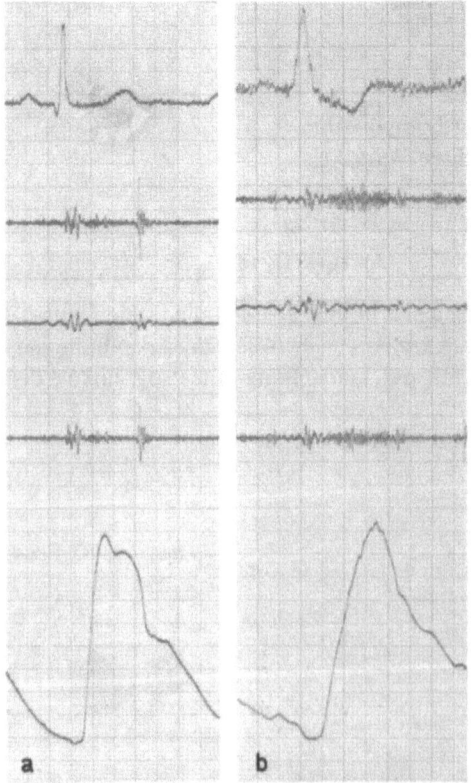

Abb. 39 a, b. Karotispulskurve. **a** Normalbefund. **b** Aortenklappenstenose

Die so gewonnene *Karotispulskurve* dient der qualitativen und quantitativen Diagnoseergänzung insbesondere bei Aortenfehlern. Der Nachweis einer sog. „Hahnenkammform" deutet auf einen trägeren Druckanstieg bei hämodynamisch relevanter Aortenklappenstenose hin (vgl. Abb. 39 b), während für Aorteninsuffizienz neben einem Steilanstieg die fehlende Inzisur Befunde von pathognomonischer Bedeutung darstellen.

13 Venenpulsschreibung (vgl. Abb. 40)

Die Aktion des rechten Vorhofs und des rechten Ventrikels bedingt die sichtbare venöse Pulsation als Ausdruck der Druckvolumenänderung in den Venen. Sie ist daher bei der Beurteilung der Hämodynamik des rechten Herzens von Bedeutung. Palpable pulssynchrone venöse Pulsationen (positiver Venenpuls) bedeuten eine pathologische Erhöhung des Venendruckes auf mehr als 13 cm Wassersäule. Bei der Beurteilung des Venenpulses ist darauf zu achten, daß die Halsmuskulatur entspannt ist. Der Kopf darf nur um wenige Grade gedreht werden, um eine Anspannung des M. sterno-cleidomastoideus zu vermeiden.

Ein *positiver Venenpuls* läßt sich gegen den Karotispuls abgrenzen durch:
Vergleich mit dem Karotispuls der anderen Seite,
leichter Druck unterhalb des Beobachtungspunktes blockiert venöse Pulsationen,
Differenzen bei unterschiedlicher Körperhaltung, Atemphase, verändertem intraabdominalem Druck.

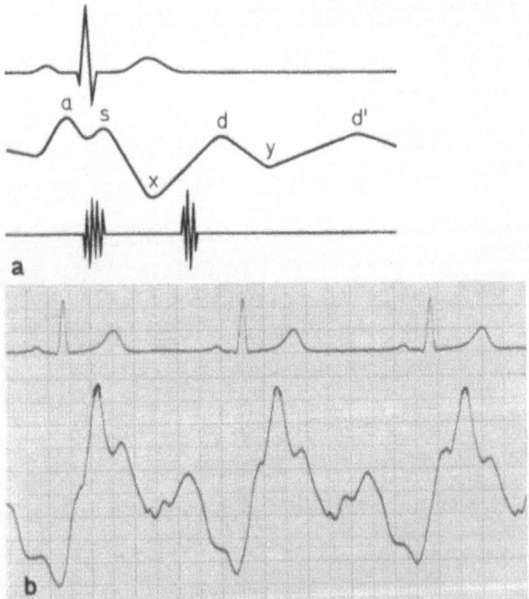

Abb. 40a, b. Venenpulskurve. **a** Schematische Darstellung. Die 3 Gipfel der Venenpulskurve werden mit *a, s, d* bezeichnet, der systolische Kollaps mit *x* und der diastolische mit *y. d'* ist nur bei langer Diastolendauer vorhanden. **b** Originalkurve mit Normalbefund

Die Pulsationen der Venen sind in Form einer *Venenpulskurve* registrierbar. Voraussetzung einer exakten Untersuchung ist es jedoch, daß keine Tachykardie vorliegt, da die diastolische Phase den Hauptteil der Venenpulskurve ausmacht.

An der *normalen Venenpulskurve* (vgl. Abb.40) sind 5 charakteristische Wellen zu beobachten, von denen 3 positiv und 2 negativ gerichtet sind:

a-Welle: Ausdruck der Vorhofkontraktion.

c-Welle: Ausdruck der Kontraktion des rechten Ventrikels sowie Übertragung des Karotispulses.

v-Welle: Komponente der venösen Füllung des rechten Vorhofs bei geschlossener Trikuspidalklappe.

x-Welle: Entleerung der V. jugularis in die V. cava superior sowie Entleerung des rechten Vorhofs und Systole des rechten Ventrikels.

y-Welle: Systolischer und diastolischer Kollaps. Entleerung des rechten Vorhofs.

Ein *positiver Venenpuls* wird beobachtet bei Trikuspidalinsuffizienz sowie bei Rhythmusstörungen, bei denen die Vorhofkontraktion mit der Ventrikelkontraktion zusammenfällt.

14 Ballistokardiographie

Bei der Ballistokardiographie werden Körperbewegungen bzw. -erschütterungen registriert, die durch Kontraktion des Herzens und Bewegung des Blutstroms entstehen und dem Blutstrom entgegengerichtet sind. Häufiger als die direkte wird die durch Starr entwickelte *indirekte Ballistokardiographie* zur Bestimmung der Kreislaufgrößen, z. B. des Herzminutenvolumens, benutzt. Der Methode kommt bisher im wesentlichen nur die Bedeutung einer Vervollständigung anderer graphischer Untersuchungsverfahren zu. Sie wird daher nur gelegentlich verwandt, da sich diese Bilder nicht durch umschriebene anatomische Defekte oder spezifische ätiologische Erkrankungen erklären.

15 Apexkardiographie

Die durch den Herzspitzenstoß hervorgerufene *Bewegung der Thoraxwand,* die mittels Pulsabnehmers über den Elektrokardiographen registrierbar ist, wird als Apexkardiogramm bezeichnet. Die Methode hat heute eine zunehmende Verbreitung erreicht wegen der Einfachheit der Technik und ihrer guten Aussagekraft im Zusammenhang mit anderen mechanographischen Parametern der Herzdiagnostik.

Hauptindikationen zur Anwendung der Apexkardiographie sind:

Differentialdiagnose von Mitralstenose und Mitralinsuffizienz.

Beurteilung diastolischer Füllungsbehinderung, z.B. beim Panzerherzen (konstriktive Perikarditis).

Beurteilung von Koronarerkrankungen, insbesondere mit begleitender Herzinsuffizienz.

Diagnostik der Kardiomyopathie vom Typ einer idiopathischen Herzmuskelhypertrophie.

Mit allerdings kritisch zu beurteilenden Ergebnissen findet die kalibrierte (semiquantitative) Apexkardiographie (ACG) zur Beurteilung der Kontraktilität des Myokards Eingang in die praktische Kardiologie.

16 Oszillographie (vgl. Abb. 41)

16.1 Grundlagen

Zum Unterschied von der den Volumenpuls registrierenden Rheographie verfolgt die Oszillographie das Prinzip einer vergleichenden Messung und graphischen Aufzeichnung des *Druckpulses* in den Arterien der Extremitäten. Nach Art der Marej-Kapsel werden pneumatische Manschettendruckschwankungen in Hebelausschläge umgesetzt. Das klinisch besonders bewährte Gerät nach Gesenius und Keller verfügt über 2 trennbare Systeme, deren Schreibhebel auf einen durch Uhrwerkantrieb gleichmäßig fortbewegten Papierstreifen das oszillometrische Ergebnis als Kurve schreiben. Durch gleichzeitige Registrierung des arteriellen Pulsdruckes an Oberschenkel, Unterschenkel und Fuß bzw. an den entsprechenden Abschnitten der Arme bds. erhält man Kurven, die durch vergleichende Auswertung und Beurteilung der Ausschlagshöhe zu diagnostischen Schlüssen führen. Als Direktschreiber liefert die Registrierung ohne großen Aufwand dokumentarische Belege. Das Verfahren hat sich als außerordentlich brauchbar für die allgemeine und internistisch-kardiologische Fachpraxis bewährt, da es technisch leicht erlernbar und ohne großen Aufwand durchführbar ist.

16.2 Diagnostische Bedeutung

Für die Anwendung in der Praxis eignet sich v. a. die doppelseitige Pulsschreibung zur Gewinnung objektiver Unterlagen für die Erkennung peripherer Durchblutungsstörungen nach Grad und Lokalisation. Bei der Vieldeutigkeit von Beschwerden an den unteren Extremitäten bietet die Oszillographie mit der Verläßlichkeit ihrer Ergebnisse eine willkommene und wertvolle Möglichkeit, die durch eine arterielle Verschlußkrankheit bedrohten Patienten von solchen mit ätiologisch andersartigen „Beinbeschwerden" frühzeitig und ohne großen Aufwand auszusondern. Die so einfache oszillographische Untersuchung sollte in jedem unklaren oder verdächtigen Falle vorgenommen werden und auch stets dem keineswegs völlig indifferenten Verfahren einer Arteriographie vorangehen, das dadurch womöglich vermieden werden kann.

16.3 Aufnahmetechnik

Die doppelseitige Pulsschreibung erfolgt mit 2 Manschetten, die an sich entsprechenden Stellen der Arme oder Beine angelegt werden. Dadurch ist die synchrone Registrierung an korrespondierenden Abschnitten möglich, die allein diagnostisch brauchbare Vergleichsergebnisse liefert.

Als mechanisches Instrument vermittelt der Oszillograph ein Augenblicksbild. Es ist abhängig einerseits von der ständig wechselnden Dynamik der Kreislaufvorgänge, andererseits von den anatomischen Gegebenheiten. So wird etwa bei einem Arterienverschluß ohne ausreichenden Kollateralkreislauf der nicht wellenförmige, sondern träge bewegte Blutstrom durch den Oszillographen auf eine gerade Linie registriert.

Zur Auswertung der Oszillogramme wird das Ergebnis graphisch dargestellt. Auf Millimeterpapier werden in der Abszisse eines Ordinatensystems die verwendeten Druckstufen auf der Ordinate, die bei den verschiedenen Druckstufen gemessenen mittleren Ausschlagshöhen in Millimetern eingetragen. Die Verbindung der so gewonnenen Punkte ergibt für jede Meßstelle kennzeichnende Kurvenbilder (vgl. Abb. 41).

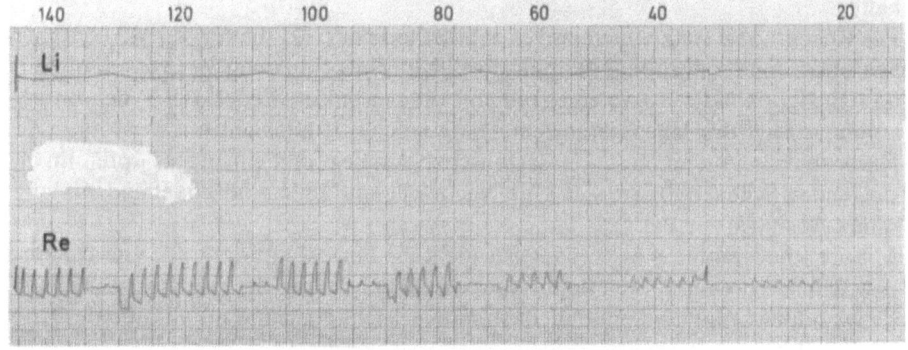

Abb. 41. Oszillogramm der Unterschenkel. Pathologischer Befund am linken Unterschenkel

Zur Unterscheidung organischer von funktionellen Durchblutungsstörungen in der arteriellen Peripherie dient der oszillographische *Stautest* nach Dortemann. Er beruht auf einer Beurteilung der Größe der reaktiven Hyperämie, die durch einen genau dosierten Stauüberdruck ausgelöst und durch oszillographische Registrierung der Pulswellen meßbar erfaßt wird.

Schließlich ermöglicht die Oszillographie die gleichzeitige doppelseitige Messung des systolischen Blutdruckes. Bei der beträchtlichen Labilität der Kreislaufregulation stellt sie die einzige verläßliche Methode zur exakten Bestimmung von Seitendifferenzen auf unblutigem Wege dar.

Weitere, durch die Oszillographie gegebene Möglichkeiten wie Synchronregistrierung von Puls und Atmung, v. a. für Funktionsprüfungen sowie thorakographische Untersuchungen, liegen i. allg. außerhalb des üblichen Bereiches der praktisch-kardiologischen Diagnostik in der Sprechstunde.

17 Rheographie (vgl. Abb. 42)

17.1 Grundlagen

Die Rheographie ist eine Methode zur indirekten Bestimmung der Durchblutung verschiedener Organe oder Körperabschnitte, wie z. B. der Extremitäten. Sie beruht auf der Registrierung pulssynchroner Veränderungen des elektrischen Widerstandes des untersuchten Gefäßgebietes. Die Methode ist daher für die Diagnostik von Gefäßerkrankungen von Bedeutung. Das Prinzip dieses mechanographischen Verfahrens beruht auf dem Versuch, durch Messung der Schwankungen der elektrischen Leitfähigkeit an verschiedenen Körperabschnitten, die durch die pulsatorischen Schwankungen der intravasalen Blutvolumina hervorgerufen werden, Einblick in die Durchblutungsverhältnisse des untersuchten Körperabschnittes zu erhalten.

Die Rheographie stellt eine relative Meßmethode dar. Da die registrierte Leitfähigkeitsänderung proportional der pulsatorischen Blutvolumenänderung verläuft, gibt das Rheogramm die Kurve eines reinen Volumenpulses wieder. Bei Synchronregistrierung zeigt das Rheogramm eine erstaunliche Ähnlichkeit mit der Kurve des Karotispulses: Auf einen steilen systolischen Anstieg folgt ein enger Gipfel. Im absteigenden Schenkel findet sich eine Nachwelle und hieran anschließend ein langsames Absinken zur Basis.

Mit der Rheographie messen wir zwar nicht die Durchblutungsgröße eines Organs bzw. einer Extremität. Sie erlaubt aber die Beobachtung der pulsatorischen Arterienwandbewegung und ermöglicht somit Rückschlüsse auf die Funktion der Arterienwand.

7.2 Indikationen

Ein derzeit bevorzugtes Anwendungsgebiet für die Rheographie bildet die *Schädelrheographie*. Sie dient zur Beurteilung der graduellen Durchblutungsverhältnisse und bedient sich dabei des Verfahrens der Querrheographie. Das Schädelrheogramm ermöglicht die Überwachung der *intrakraniellen Durchblutung*. Es dient zur Beurteilung organischer Gefäßveränderungen sowie zur Kontrolle therapeutischer Maßnahmen, wie z. B. der Stellatumblockade. Für manche Bereiche ist heute allerdings die zerebrale Computertomographie an diagnostischer Aussagekraft überlegen.

Das *Brustwandrheokardiogramm* mit Elektrodenanlage am Thorax gestattet die Überwachung der mechanischen *Herztätigkeit*. Die Anspannungszeit wird in Ver-

bindung mit dem EKG, die Austreibungszeit dagegen bei gleichzeitiger Schreibung
des Herzschalls gewonnen. Diese Zeitabschnitte zeigen bei Herzklappenfehlern
charakteristische Abweichungen von der Norm. Die gestörte Hämodynamik drückt
sich in Veränderungen der Kurvenform des Brustwandrheokardiogrammes aus.
Mit Vorrang findet die Rheokardiographie heute Anwendung zur Beurteilung peripherer arterieller Durchblutungsstörungen. Für die *Gefäßdiagnostik* kommt das
Längsrheogramm mit proximaler und distaler Elektrodenanlage an einer Gliedma-
ße in Betracht. Es gibt qualitativ durch die Kurvenform und quantitativ durch die
Kurvenhöhe über die Füllungsschwankungen der Gefäße Auskunft. Andererseits
dient das Querrheogramm mit Elektrodenanlage in gleicher Höhe an der Extremität der Lokalisation arterieller Strömungsunterbrechungen.

17.3 Aufnahmetechnik

In der Technik der Rheographie werden zur Abnahme des Rheogrammes von den
Gliedmaßen 2 zirkulär angelegte Elektroden benutzt, die den untersuchten Meßbereich abgrenzen. Das Verbindungskabel zum Rheographiegerät führt einen für den
Patienten nicht spürbaren Meßwechselstrom einer Frequenz von 20000–30000 Hz
zu. Die in den Meßbereich eintretende Pulswelle erhöht die elektrische Leitfähigkeit proportional zur einströmenden Blutmenge. Diese Schwankungen in der Leitfähigkeit werden in Spannungsschwankungen umgesetzt. Nach ihrer Verstärkung
in dem Rheographen werden sie einem beliebigen EKG-Gerät zur Aufzeichnung
zugeführt. Mit Hilfe einer im Rheographen eingebauten Wheatsone-Meßbrücke erfolgt vor der Registrierung die Bestimmung des Ohm-Widerstandes R zwischen den
beiden Elektroden und der Abgleich der Hautkapazität zwischen Patient und Elektroden. Das als Anzeigevorrichtung dienende magische Auge zeigt bei durchgeführ-
tem Abgleich einen maximalen, nichtleuchtenden Bereich. Schließlich ermöglicht
die Eicheinrichtung mittels Tastendruck einen Eichimpuls in die Kurve zu setzen.
Er dient zur Ausmessung der Amplitude.
Kriterien zur Kurvenbeurteilung sind der Steilheitsgrad des Kurvenanstieges, die
Kurvenamplitude sowie die Form des Kurvengipfels, die Ausbildung und die Anzahl der Nachwellen sowie der zeitliche Ablauf der rheographischen Kurve.
Die *Normalkurve* (vgl. Abb. 42a) weist nach einem steilen Anstieg einen schmalen
Kurvengipfel auf, dem ein flacherer Abfall folgt, der von 1–3 elastischen Nachwel-
len unterbrochen ist. Bei funktionellen Durchblutungsstörungen wird bei *spasti-
scher Engstellung* die Kurve in der Weise verändert, daß die Amplitude zwar rasch
erreicht wird, aber eine verringerte Ausschlaghöhe zeigt. In der Regel folgen dann
mehrere Nachwellen. Die in extremen Fällen als *Erschlaffungstyp* bezeichnete
Form einer Vasodilatationskurve zeichnet sich bei steilem Anstieg durch eine hohe
Amplitude aus, bei der Nachwellen fehlen oder nur angedeutet sind. Bei *arteriskle-
rotischen Veränderungen* der Gefäßwand findet sich bei mehr oder weniger vermin-
derter Amplitude ein Verlust der elastischen Nachwellen. Auch hier wird das Maximum der Kurve aber immer noch rasch erreicht. Erst bei Vorliegen einer Strö-
mungsbehinderung, die zu einer verlangsamten Füllung des Meßbereiches führt,
bleibt die Amplitude abnorm niedrig und wird in ihrem Maximum erst verspätet erreicht. Eine *Strömungsunterbrechung* schließlich zeichnet sich durch eine nahezu
vollständige Einebnung der Kurve aus.

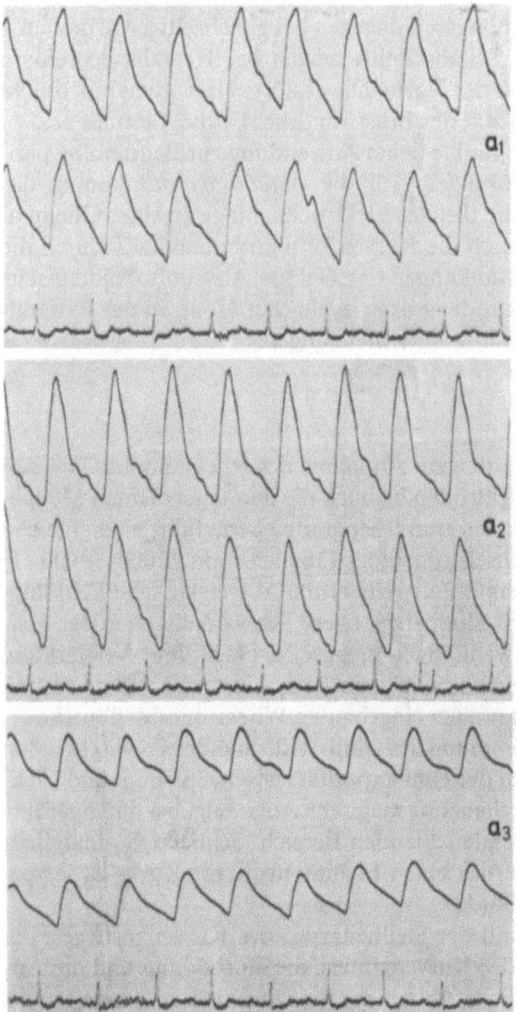

Abb. 42 a, b. Rheographie-Befunde. **a** Normalbefund: a_1 Oberschenkel. a_2 Unterschenkel. a_3 Füße.

Die Rheographie dient der qualitativen Erkennung *arterieller Durchblutungsstörungen* und der Unterscheidung funktioneller von organischen Formen. Darüber hinaus erlaubt sie bei letzteren eine Lokalisationsdiagnose des Sitzes der Strömungsunterbrechung. Die Druckrheographie schließlich ermöglicht die quantitative Beurteilung des Kollateralkreislaufes. Die Gewinnung brauchbarer Kurven macht eine sorgfältige Einarbeitung und ständige Beschäftigung mit diesen Spezialverfahren notwendig. Es kann nicht gleichsam „nebenher" angewandt werden. Überdies ist eine verhältnismäßig aufwendige Apparatur notwendig. Aus diesen Gründen kann die Methode nicht als verbindliches Routineverfahren für die internistische Fachpraxis und für den praktizierenden Allgemeinarzt angesehen werden.

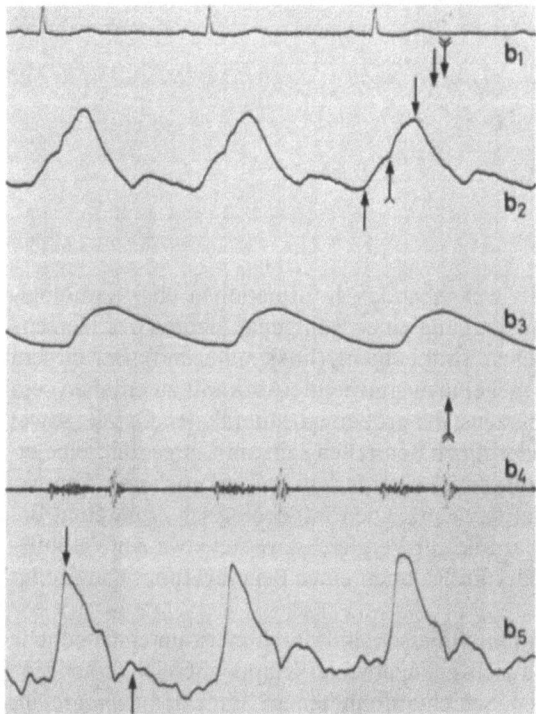

Abb. 42 (Fortsetzung). **b** Pathologischer Befund bei Aortenklappenstenose: **b₁** Abl. I. **b₂** Karotis-Rheogramm. **b₃** Femoralis-Rheogramm. **b₄** PKG. **b₅** Karotis-Pulswelle

18 Röntgenuntersuchung des Herzens

Unerläßlich wegen ihrer oft bereits weitgehenden Informationen über pathologische Herzveränderungen ist die Anfertigung einer Röntgenaufnahme des Herzens im dorsoventralen sowie im seitlichen Strahlengang (links anliegend). Bei diesem Untersuchungsgang wird in der Regel eine ausreichende Auskunft zu erhalten sein über Lage, Form und Größe des Herzens, der großen intrathorakalen Gefäße sowie einzelner Herzhöhlen. Es wird weiterhin zu beurteilen sein am Lungenbild eine etwaige Stauung im kleinen Kreislauf, ein Perikarderguß sowie knöcherne Thoraxveränderungen mit Auswirkung auf das Herz. Die röntgenologisch ermittelten Befunde sind jederzeit dokumentierbar und für Vergleichszwecke, etwa zur Verlaufskontrolle einer Herzerkrankung oder im Rahmen einer Begutachtung, von großer Bedeutung.

Aufnahmen im 1. und 2. schrägen Durchmesser sind durch meist unterschiedliche Drehung nicht vergleichbar. Kalzifizierungen, etwa im Klappenbereich lassen sich mittels Durchleuchtung nachweisen. Schichtaufnahmen im Sinne der *Tomographie* vermitteln darüber hinaus Informationen über strukturelle Veränderungen im Bereich des Herzens, der herznahen Gefäße und der Lungen. Ein *Elektrokymogramm* kann das Flächenkymogramm bei Hinweis auf diagnostische Füllungsbehinderung, z.B. beim Panzerherzen, ergänzen. Zur Beurteilung der Herzgröße und ihrer Korrelation zur Herzleistung wird in verschiedenen Herzzentren die röntgenologische *Herzvolumenbestimmung* nach Klepzig durchgeführt und zur Körperoberfläche in Beziehung gesetzt. Dabei erfolgt die Herzgrößenbestimmung mit Hilfe von 2 im transversalen bzw. sagittalen Strahlengang angefertigten Röntgenaufnahmen. Der Berechnung des Herzvolumens liegt eine durch Musshoff und Reindell für die Bedingungen der Herzfernaufnahme angepaßte Formel von Rohrer und Kahlstorf zugrunde. Für die praktische Vermessung der beiden Röntgenaufnahmen wird im sagittalen Strahlengang die Längs- und Breitenachse eingezeichnet, im transversalen Strahlengang die Tiefenachse. Diese relativ einfache Methode der Herzvolumenbestimmung hat heute Eingang in die praktische Kardiologie gefunden, da sich eine gute Übereinstimmung der berechneten mit den gemessenen Werten ergeben hat, und sie daher als ein zuverlässiges Verfahren zur Erfassung der Herzgrößenverhältnisse gelten kann, wie dies erst jüngst wieder auf dem Königsteiner Symposium (9.12.81) international anerkannt wurde.

Für den Versuch einer Beurteilung des Herzens im Röntgenbild nach *hämodynamischen Gesichtspunkten* dient die Einteilung pathologischer kardiovaskulärer Befunde in *4 Typen*

1) linksventrikulär belastetes Herz,
2) linksatrioventrikulär belastetes Herz,

3) linksprävalierend beidseits belastetes Herz
4) rechts- oder rechtsprävalierend beidseits belastetes Herz.

Für die Nutzbarmachung dieser Typeneinteilung ist eine synoptische Bewertung der röntgenmorphologischen Befunde des Herzens, der herznahen großen Gefäße und der Lungengefäße im Zusammenhang mit einer zusätzlichen Röntgendurchleuchtung notwendig.

1) Röntgenologische Merkmale des *linksventrikulär belasteten Herzens:*
Vertiefte Herztaille.
Prominenter Aortenkopf oder/und Vorwölbung der Aorta ascendens am Mittelschattenrand rechts.
Linksverbreiterung des Herzens.
Vorwölbung der Aorta ascendens am Mittelschattenrand rechts.

2) Merkmale für das *linksatrioventrikulär belastete Herz:*
Ausfüllung der Herztaille („Vorwölbung" bzw. „Verstrichensein").
Doppelkonturierung des rechten Herzrandes oder/und Vorwölbung des linken Vorhofes.
Vertiefung der Herztaille oder unauffällig, prominenter Aortenknopf oder/und Vorwölbung der Aorta ascendens am Mittelschattenrand rechts. Doppelkonturierung des rechten Herzrandes oder/und Vorwölbung des linken Vorhofes.

3) Merkmale für das *linksprävalierend beidseitig belastete Herz:*
Ausfüllung der Herztaille („Vorwölbung").
Doppelkonturierung des rechten Herzrandes oder/und Vorwölbung des linken Vorhofes bei Vermehrung der zentralen Lungengefäßzeichnung.
Vertiefung der Herztaille, Prominenz des Aortenknopfes und der Aorta ascendens am Mittelschattenrand rechts.
Doppelkonturierung des rechten Herzrandes mit Vorwölbung des linken Herzohres und Vermehrung der zentralen Lungengefäßzeichnung.
Vertiefung der Herztaille, Prominenz des Pulmonalissegmentes, Prominenz des Aortenknopfes, Vorwölbung der Aorta ascendens am Mittelschattenrand rechts, Vermehrung der zentralen Lungengefäßzeichnung sowie Spreizung des Hauptbronchus.

4) Merkmale für das *rechts oder rechtsprävalierend beidseits belastete Herz:*
Ausfüllung (Vorwölbung) der Herztaille, prominentes Pulmonalissegment.
Vermehrung der zentralen Lungengefäßzeichnung.
Ausfüllung der Herztaille, zentrale Lungengefäßzeichnung unauffällig oder vermehrt, Rechtsverbreiterung des Herzens.
Eine zusätzliche *Röntgendurchleuchtung* des Thorax ist zur Beurteilung dynamischer Vorgänge, wie etwa einer Hiluspulsation bei Vorhofseptumdefekt („Hilustanzen"), unerläßlich.

19 Kardiovaskuläre Funktionstests für die Praxis

Der außerklinisch tätige Arzt wird auch in Zukunft auf die Berücksichtigung möglichst wenig aufwendiger diagnostischer Hilfsmittel bedacht sein. Daher wollen wir im folgenden eine Auswahl technisch einfacher und dennoch diagnostisch brauchbarer kardiovaskulärer Funktionstests bieten. Besonderer Nachdruck wird dabei auf die Praktikabilität und Nützlichkeit der in diese Sammlung aufgenommenen Prüfungen zum Einsatz in der außerklinischen kardiologischen Vorfelddiagnostik gelegt.

Berücksichtigt werden die folgenden 12 Herz-Kreislauf-Tests:

1) *Muskelperkussionstest bei Hypokaliämie*
2) *Karotissinusdruckversuch bei kardiozerebralen Synkopen*
3) *Ajmalin-EKG-Test bei Präexzitationssyndrom*
4) *Atropin-EKG-Test bei bradykarden Herzrhythmusstörungen*
5) *Betablockertest bei hypertoner Blutdrucklage*
6) *Betablockertest bei sympathikotoner Herzstörung*
7) *Dipyridamoltest bei Stenokardie*
8) *Nitrattest bei Glykosid-EKG*
9) *Steh-EKG-Test bei orthostatischen Kreislaufstörungen*
10) *Amylnitrittest bei Herzgeräuschen*
11) *Leberpalpationstest bei Herzinsuffizienz*
12) *Lagerungsprobe bei peripherer arterieller Verschlußkrankheit*
13) *Zehenstandtest bei arterieller Durchblutungsstörung der Beine*

19.1 Muskelperkussionstest bei Hypokaliämie (vgl. Abb. 43)

Indikation: Verdacht auf hypokaliämische Elektrolytstörung im Sinne des Kaliummangelsyndroms mit seinen vielfältigen kardiovaskulären, neuromuskulären und renalen Symptomenkomplexen.

Prinzip: Die üblichen Laborbestimmungen der *extra*zellulären Kaliumkonzentration im Serum können diagnostisch irreführend sein, da der Gehalt des intrazellulären Kaliums oft wesentlich relevanter für die diagnostische Aufdeckung und Beurteilung eines Kaliummangelsyndroms ist. Dieses läßt sich abschätzen – abgesehen von der außerklinisch nicht praktikablen intrazellulären Kaliumbestimmung mittels Untersuchung der Membranpotentiale mit Mikroelektroden – durch Nachweis typischer EKG-Veränderungen während der Erregungsrückbildungsphase (vgl. Abb. 30 c) sowie v. a. mittels Auslösung des sog. idiopathischen Muskelwulstes. Sein

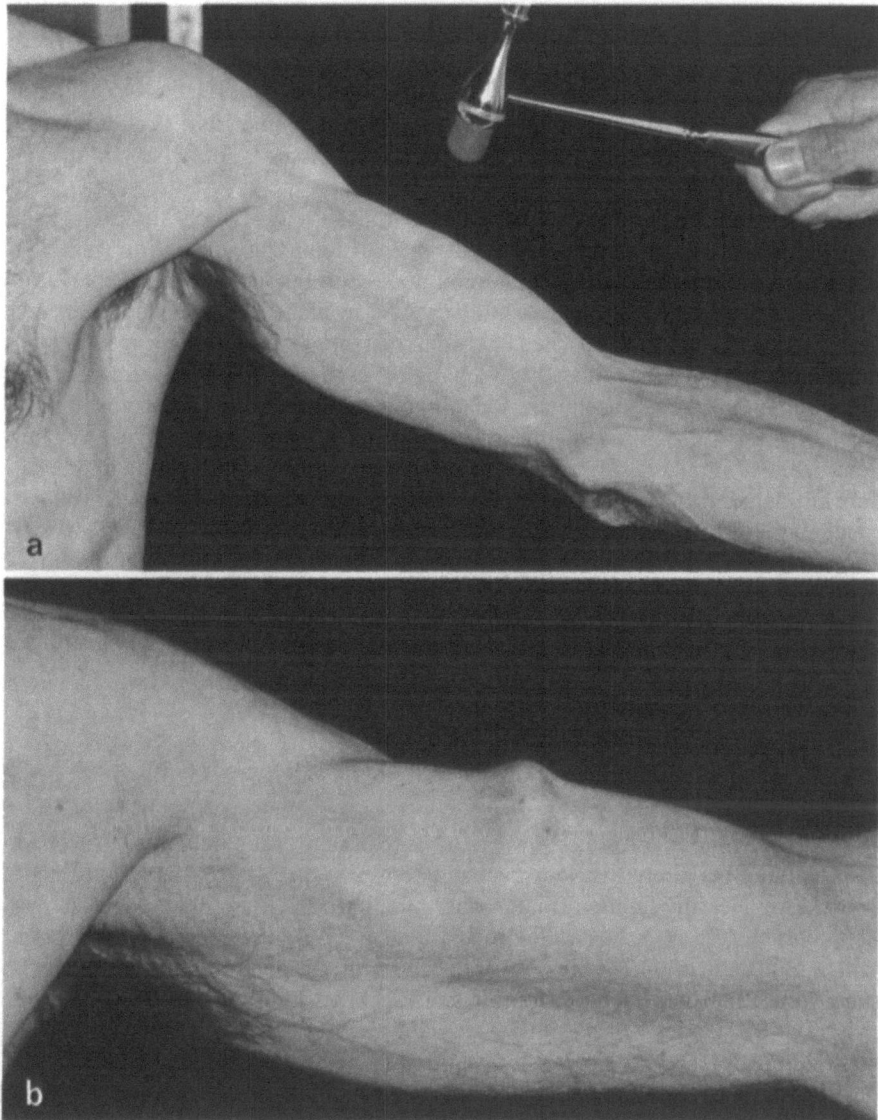

Abb.43a, b. Muskelperkussionstest bei Hypokaliämie. **a** Haltung des Perkussionshammers am Oberarm. **b** Muskelwulstbildung im Bizepsbereich

Auftreten ist in quantitativer Abhängigkeit Folge von Verschiebungen des intra-/extrazellulären Kaliumgradienten.

Methode: Mit einem möglichst schweren Perkussionshammer wird ein kurzer kräftiger Schlag auf den entspannten M. biceps oder M. pectoralis major ausgeübt.

Auswertung: Im *Normalfall* bei ausgeglichenem Kaliumstoffwechsel bewirkt dieser kaum als schmerzhaft empfundene Schlag keine umschriebene Muskelkontraktion und somit keine Erhabenheit im Hautniveau. Bei der *pathologischen Situation* einer intrazellulären Hypokaliämie dagegen reagiert die hypokaliämische Skelettmusku-

latur des M. biceps bzw. pectoralis auf den Hammerschlag für wenige Sekunde
mit einer zirkumskripten, wulstförmigen Kontraktion, die als Erhabenheit sichtba
wird und meist noch wesentlich deutlicher fühlbar ist.

Charakteristisch ist darüber hinaus eine ausgeprägte Schmerzhaftigkeit der getro
fenen Muskulatur, die auch schon beim Blutdruckmessen während des Mansche
tendruckes auffällt.

Bedeutung: Einzige Möglichkeit für einen praktisch leicht durchführbaren Nacl
weis des klinisch-diagnostisch so bedeutsamen Kaliummangels im intrazellulärе
Bereich, der durch die alleinige Bestimmung des Serumspiegels meist nicht geling
Ebenso wie andere Elektrolyte steht auch Kalium nicht in einem statischen, soı
dern in einem dynamischen Gleichgewichtszustand. Neben Änderungen der Gе
samtbilanz wirken auch Austauschvorgänge zwischen extra- und intrazelluläreı
Ionenmilieu auf die extrazelluläre Kaliumkonzentration ein. Die Serumkaliumbе
stimmung vermag daher kein objektives Bild der Gesamtbilanz aufzuzeigen. Ei
derartiger Zusammenhang mit der intrazellulären Kaliumkonzentration und besoı
ders mit dem intra-/extrazellulären Kaliumgradienten in quantitativer Korrelatiо
ist allein mit dem Ausmaß der Hypokaliämiezeichen im EKG sowie der Stärke dе
idiopathischen Muskelwulstes gegeben. Insbesondere für die diagnostische Erfa
sung und graduelle Abschätzung einer Hypokalie im Rahmen der Notfalldiagnо
stik – z. B. bei akut bedrohlichen Herzrhythmusstörungen – ist dieser einfache Te
von praktischer Bedeutung.

19.2 Karotissinusdruckversuch bei kardiozerebralen Synkopen
(vgl. Abb. 44)

Indikation: Synkopale Anfälle sowie Schwindelbeschwerden unklarer Ursache, dі
insbesondere bei älteren Patienten möglicherweise durch paroxysmal auftretenc
bradykarde Herzrhythmusstörungen oder kurzdauernde Asystolien ausgelöst we
den können, sofern Orthostasefehlregulationen, Hypoglykämien oder hirnorgan
sche Anfallsleiden ausgeschlossen sind. Überprüfung der Funktion eines elektr
schen Schrittmachers bei höherfrequentem Eigenrhythmus des Herzens.

Prinzip: Massage des Karotissinus gleichsam als Modellversuch einer starken Vі
gusreizung. Der so vom Karotissinus ausgelöste reflektorische Vagusreiz kann bе
bestehender Arteriosklerose im Sinne einer Kombinationssklerose von Karotiss
nus und Koronararterien am vorgeschädigten Herzen nicht nur zu Frequenzve
langsamung, sondern zu vorübergehender Asystolie führen. Voraussetzung hierfі
ist u. a. eine Überempfindlichkeit des Karotissinusnerven, die besonders bei Artе
riosklerose des Karotissinus auftritt, da die Nervenendigungen dann leicht kompr
miert werden können. Der so entstandene Begriff des Karotissinussyndroms ist iı
sofern zu eng gefaßt, als auch anders ausgelöste Vagusreize etwa durch Erbrechеı
Hustenstöße o. ä. in der gleichen Weise Synkopen mit Asystolien auslösen können
als Ictus laryngicus.

Methode

1) *Aufsuchen des Karotispulses* in Höhe des oberen Schildknorpels am Rande dе
M. sternocleidomastoideus zunächst rechts, dann links. Feststellung, daß beiс

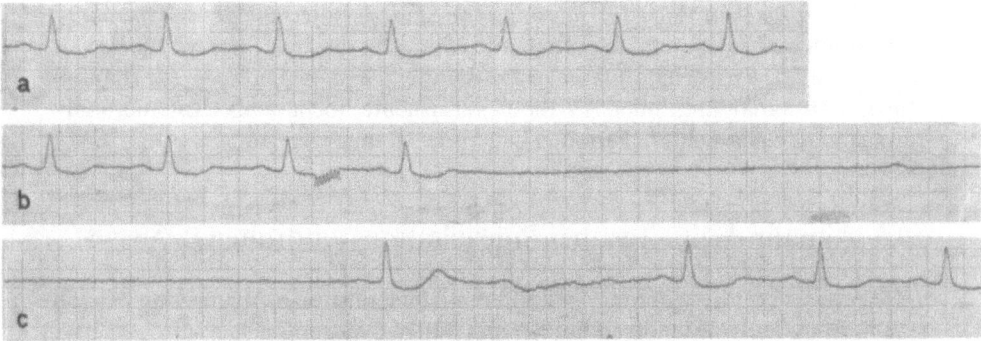

Abb. 44 a–c. Karotissinusdruckversuch. **a** Vor Karotisdruck: Regelmäßiger Sinusrhythmus. **b** Nach Karotisdruck: Panasystolie. **c** Wiedereinsetzen des Sinusrhythmus

2) Getrennt auf beiden Seiten – zunächst allein rechts, später allein links – *Massage des Karotissinus* mit Daumen oder Zeigefinger unter mäßigem Druck bei gleichzeitiger Drehbewegung auf der Stelle für die Dauer jeweils von 5–10 s. Gleichzeitige EKG-Registrierung oder – wenn möglich – Oszilloskopbeobachtung. Unterbrechung des Versuches bei den ersten Anzeichen einer depressorischen Herzwirkung, die sich neben der Bradykardie bzw. Asystolie im EKG auch im Aspekt bemerkbar macht durch eine rasch zunehmende Gesichtsblässe und u. U. durch eine flüchtige Absence.

3) Bei *positivem Ausfall* des Versuches im EKG Auftreten einer *Asystolie* von mehr als 4 s Dauer, ausgelöst durch einen sinusaurikulären oder atrioventrikulären Block. Wiederherstellung des normalen Sinusrhythmus nach sofortiger Unterbrechung des Druckversuchs häufig erst einige Sekunden später unter Vorschaltung nodaler Ersatzschläge oder ventrikulärer Extrasystolen.

Der Test gilt ebenfalls als *positiv* bei überdurchschnittlicher Frequenzsenkung um mehr als 10 Schläge/min bzw. um mehr als 25% des Ausgangswertes.

4) *Vermeidung etwaiger Komplikationen* durch absolutes Verbot einer Druckausübung gleichzeitig auf beiden Seiten sowie durch Beschränkung des Druckversuches auf jeweils höchstens 5 s und sofortigen Abbruch bei Auftreten der ersten Zeichen einer depressorischen Herzwirkung. Unverzüglich Behebung einer etwa einmal länger anhaltenden Asystolie durch kurze Faustschläge auf die Herzgegend.

5) Weitergehende *Diagnosesicherung* durch Verhinderung einer durch Druck auslösbaren Asystolie mittels *Atropininjektion:* 4 min vor der Karotismassage 1 mg Atropinum sulfuricum i. v.

Bedeutung: Diagnostische Aufklärung und Dokumentation einer sonst unerkannt bleibenden Neigung zu kardiozerebral verursachten Schwindel- und Ohnmachtsattacken, insbesondere bei älteren Patienten, die vielfach als primär zerebral (zerebralsklerotisch) fehlgedeutet werden. Erst die durch den Karotissinusdruckversuch provozierte passagere bradykarde Herzrhythmusstörung bis zur flüchtigen Asystolie vermag den wahren Charakter dieser Anfälle im Sinne einer primär-kardialen Störung aufzudecken und damit den Weg für eine kausal erfolgreiche Therapie durch elektrische Schrittmacherbehandlung zu zeigen.

Hinsichtlich der *klinischen Erscheinungsform* sind zu unterscheiden: *Hyperaktives Karotissinussyndrom:* Spontan auftretende Ohmachtszustände. *Hypersensitiver Karotissinusreflex:* Provozierte Ohnmachtszustände. *Vagal-hemmender Typ* (häufig): Durch sinusaurikulären oder AV-Block verursachte hochgradige Kammerbradykardie bis zu einer mehrere Perioden dauernden Kammerasystolie.

19.3 Ajmalin-EKG-Test bei Präexzitationssyndrom (vgl. Abb. 45)

Indikation: Diagnosesicherung und differentialdiagnostische Abgrenzung bei vollständigen und unvollständigen Formen des WPW-Syndroms.

Prinzip: Annäherung oder Rückführung der beschleunigten AV-Leitung durch WPW-Syndrom und seinen Variantformen zur Norm durch Ausschaltung der gegenüber Ajmalin sensibleren zusätzlichen Leitungsbahnen vom Typ des Kent-Bündels, des James-Bündels und der Mahaim-Fasern. Die differenzierte leitungsverzögernde Wirkung des Ajmalin spezifisch auf das HIS-Bündel durch Verlängerung der HV- sowie noch wesentlich ausgeprägter der AH-Zeit ist durch HIS-Bündel-Elektrokardiographie bereits überzeugend nachgewiesen.

Methode

1. *Unbeeinflußte EKG-Registrierung* in den Extremitäten- und Wilson-Ableitungen.
2. *Langsame i. v. Injektion von Ajmalin.* Beim Erwachsenen: Gilurytmal (1 Amp. = 50 mg) innerhalb von 5 min. Oder noch vorsichtiger 50 mg Gilurytmal in 50 ml physiologischer Kochsalzlösung als Infusion innerhalb 20 min.

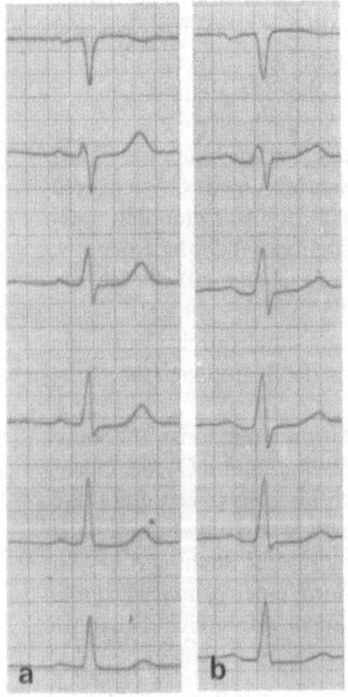

Abb. 45a, b. Ajmalintest bei LGL-Syndrom. **a** Vor Ajmalin-Injektion PQ 0,12 s. **b** Nach Ajmalin-Injektion PQ 0,18 s

3. *Erneute EKG-Registrierung* in denselben Ableitungen während der Injektion sowie sofort, 2 min, 5 min und 10 min nach Beendigung der Injektion.

Auswertung: Bei *negativem Ergebnis* bleibt die PQ-Zeit unbeeinflußt. Ein WPW-
Syndrom liegt somit nicht vor. Bei *positivem Ergebnis* im Sinne der Bestätigung eines pathologischen EKG-Befundes bei WPW-Syndrom oder seinen Variantformen,
wie v. a. dem LGL-Syndrom, Verlängerung der zuvor mit Werten unter 0,12 s abnor-
men Verkürzung der PQ-Zeit durch Ausbildung einer PQ-Strecke und dem dadurch
bewirkten Abrücken der P-Zacke von der QRS-Gruppe sowohl beim Vollbild wie
bei den Variantformen. Häufig Verschwinden der Deltawelle, Normalisierung der
QRS-Gruppe sowie der Erregungsrückbildungsphase bei kompletten wie bei inkompletten Formen.

Bedeutung: Differentialdiagnose des echten WPW-Syndroms und seiner Variantformen gegenüber morphologisch ähnlichen Befunden einer physiologisch kurzen
PQ-Zeit im Kindes- und Jugendalter, eines AV-Knotenrhythmus u. ä.

19.4 Atropin-EKG-Test bei bradykarden Herzrhythmus-
störungen

Indikation: Bradykarde Herzrhythmusstörungen durch Reizbildungs- sowie AV-
Leitungsstörungen mit dem Verdacht auf eine funktionell-vagotone Auslösung.

Prinzip: Vorübergehende medikamentöse Dämpfung eines etwaigen Überwiegens
des Vaguseinflusses auf die Reizbildung im Sinusknoten sowie auf die supraventrikuläre Erregungsleitung.

Methode

1. Registrierung des medikamentös unbeeinflußten Ruhe-EKG in den Ableitungen
I–III zur Beurteilung des Grundrhythmus.
2. *Intravenöse Injektion* von 1 mg Atropinum sulfuricum innerhalb von 5 s. Evtl.
Wiederholung nach 15 min mit abermals 1 mg Atropinum sulfuricum. Kleinere
Atropindosen als 1 mg sind diagnostisch nicht aufschlußreich. Es kann dabei im
Sinne einer „paradoxen Reaktion" sogar zu einer geringen Frequenzabnahme
kommen.
3. Erneute EKG-Aufnahme nach 3 und 10 min.

Kontraindikationen: Glaukom und Prostatahypertrophie.

Auswertung:

a) *Erregungsleitungsstörungen:*

Bei *negativem Testergebnis* Unbeeinflußbarkeit der Leitungsstörung im EKG.

Bei *positivem Testausfall* rasche Verkürzung bzw. vollständige Beseitigung der zuvor
bestandenen Leitungsverzögerung für eine begrenzte Dauer von etwa 30 min.

b) *Bradykarde Reizbildungsstörungen:*

Normalerweise Frequenzanstieg um mehr als 25% des Ausgangswertes 3–5 min
nach der Injektion.

Bei gestörter *Sinusknotengeneratorfunktion* bleibt die Frequenzbeschleunigung un-
adäquat, d. h. unter 25%.

Bedeutung: Differenzierung der funktionell-reversiblen Formen einer Reizbil-
dungs- oder Erregungsleitungsstörung von den organisch unbeeinflußbaren Formen durch direkte pharmakologisch dämpfende Einwirkung auf den Vagus und

damit durch eine indirekt fördernde Einwirkung auf den Sympathikus. Zugleich Klärung der Erfolgsaussichten für eine medikamentösvagolytische bzw. sympathikomimetische Therapie der bestehenden Herzrhythmusstörung.

Relativ zuverlässiges Kriterium zum Nachweis einer gestörten Sinusknotenfunktion im Sinne eines Sicksinussyndroms.

Nebenwirkungen: Abgesehen vom Anstieg der Sinusfrequenz sind bei normaler Sinusknotenfunktion atropininduzierte Rhythmusstörungen ungewöhnlich. In seltenen Fällen wird über die Auslösung supraventrikulärer Arrhythmien berichtet. Beim Sinusknotensyndrom dagegen kann der vagolytische Effekt des Atropins infolge der organischen Schädigung des Sinusknotens nicht voll wirksam werden, wohingegen der AV-Knoten in vielen Fällen in gewohnter Weise auf Atropin reagiert. Beim Sinusknotensyndrom sind deshalb nach Atropin noch häufiger als im Ausgangs-EKG vor Atropin Knotenersatzrhythmen zu registrieren und als zusätzliche diagnostische Kriterien zu verwerten.

19.5 Betablockertest bei hypertoner Blutdrucklage (vgl. Abb. 46)

Indikation: Sympathikotone Erregungshypertonie sowie sämtliche Varianten einer labilen, situativ-streßbedingten Blutdruckerhöhung zur differentialtherapeutischen Aussonderung der hyperdynamen, funktionell-sympathikotonen Formen.

Prinzip: Während des Tests vorübergehend erreichte Ausschaltung „Blockierung") oder mindestens Dämpfung der, v.a. bei jüngeren Patienten mit sympathikotoner labiler Erregungshypertonie situativ erhöhten Katecholamin- und Reninsekretion bzw. -wirksamkeit.

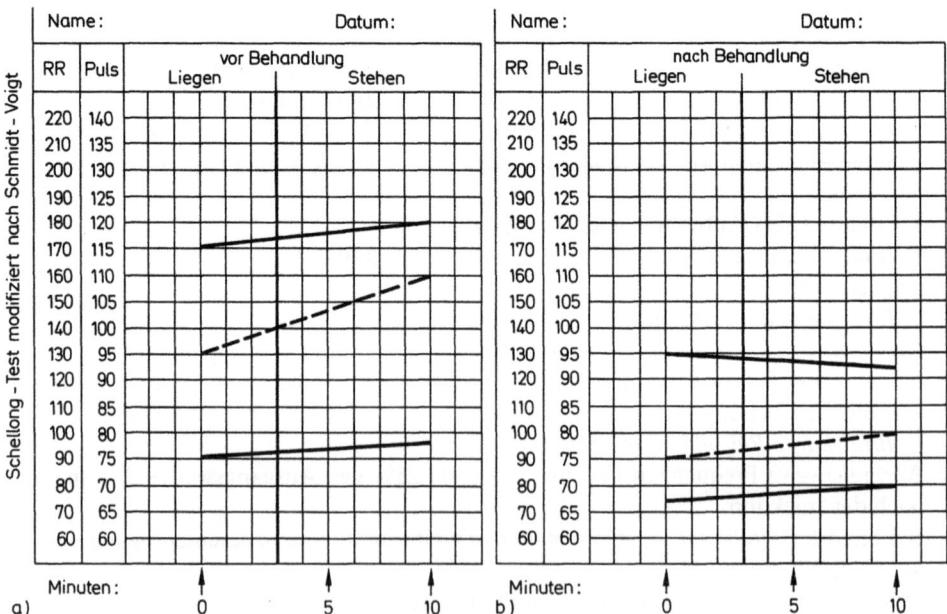

Abb. 46a, b. Betablockertest bei sympathikotoner Erregungshypertonie. **a** Vor Betablocker. **b** 1 Stunde nach 50 mg Panamit (Bupranolol) per os

Methode

1. *RR- und RP-Messung* im Liegen nach 10minütiger Ruhelage.

2. *Orale Einnahme* eines sympathikolytisch potenten Betablockers, z. B. 1 Tabl. Dociton 40 mg, Beloc 100 mg, Visken 5 mg, Tenormin 50 mg, Panimit 50 mg.

3. *Erneute RR- und RP-Messung* im Liegen im Abstand von 60 und 120 min an dem inzwischen mobilisierten Patienten.

Auswertung: Positives Ergebnis bei den Formen einer *sympathikotonen Erregungshypertonie* mit signifikantem Abfall sowohl des systolischen wie des diastolischen Druckes; bereits nach dieser kurzen Testzeit vielfach Erreichen altersentsprechender Normalwerte.

Negatives Ergebnis bei den Formen einer nicht sympathikotonen bzw. *sekundären Hypertonie* ohne nennenswerte Beeinflussung der Druckwerte mit der einmaligen Betablockergabe.

Bedeutung: Therapeutisch wichtige Abgrenzung, der besonders im jüngeren Erwachsenenalter häufigen situativ-labilen Erregungshypertonie auf dem Boden einer labilen Hypersympathikotonie, von anderen Formen einer primären oder sekundären Hypertension. Dadurch für den funktionellen Erregungshochdruck angezeigte Therapiefolgerung im Sinne einer konsequenten Behandlung mit Betablockern.

19.6 Betablockertest bei sympathikotoner Herzstörung
(vgl. Abb. 47)

Indikation: Elektrokardiographische Differentialdiagnose des morphologisch weitgehend übereinstimmenden Kurvenbefundes bei den häufigen funktionell-sympathikotonen Herzstörungen (Pseudomyokarditis), mit ihrer vielschichtigen klinischen Symptomatik gegenüber der organischen Myokarditis, z. B. als Begleitmyokarditis bei Virusinfekten, rheumatischer Myokarditis u. ä.

Prinzip: Bei *funktionell* bedingten EKG-Veränderungen infolge Hypersympathikotonie Rückführung oder Normalisierung dieser EKG-Abweichungen durch die negativ adrenerge Wirkung der Betablocker bereits innerhalb von 2 h. Der pathologische EKG-Befund bei *organischer* Myokarditis bleibt dagegen unbeeinflußt.

Methode:

1. *Unbeeinflußte EKG-Registrierung* der Extremitäten- und Wilson-Ableitungen bei horizontaler Körperlage und Körperruhe.

2. *Orale Einnahme* eines sympathikolytisch potenten Betablockers, z. B. 1 Tabl. Dociton 40 mg, Visken 5 mg, Beloc 100 mg, Tenormin 50 mg, Panimit 50 mg.

3. *Erneute Registrierung* des Ruhe-EKGs im Liegen, 2 h später unter den angegebenen Bedingungen an dem inzwischen mobilisierten Patienten.

Auswertung:

a) *Vor Testbeginn:* Typische pathologische EKG-Veränderungen, die sowohl dem Typ einer funktionellen Pseudomyokarditis wie einer organischen Myokarditis und ebenso eines pathologischen Orthostase-EKG oder eines EKG bei Cor pulmonale entsprechen können mit Tachykardie, Zuspitzung und Überhöhung der P-Zacken in II und III, Aszendenz oder Senkung der ST-Strecken, Abflachung oder Negati-

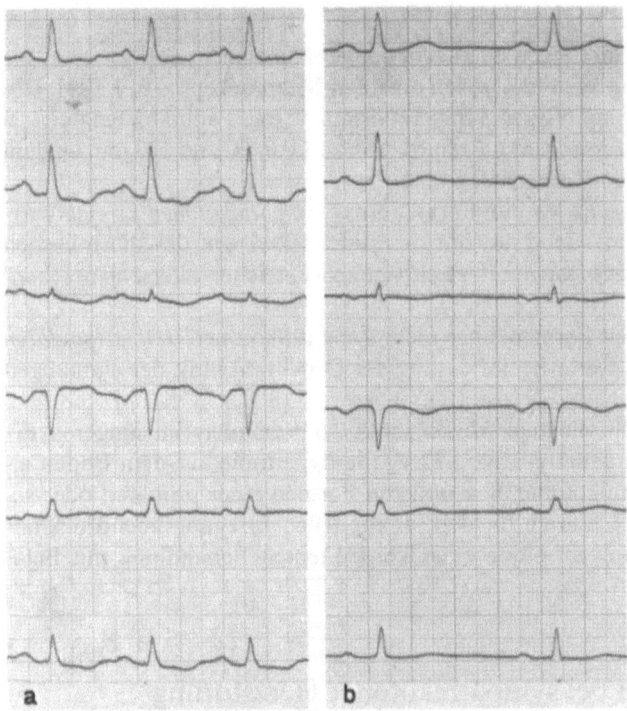

Abb. 47a, b. Betablocker bei sympathikotoner Herzstörung. **a** Vor Betablocker. **b** 1 Stunde nach 50 mg Panamit (Bupranolol) per os

vierung der T-Zacken in II und III sowie häufig Muskelverzitterungen (Myogramm) im Extremitäten-EKG.

b) *Bei positivem Testergebnis:* 2 h nach Einnahme des Betablockers bei sympathikotoner Pseudomyokarditis weitgehende Rückbildungstendenz oder auch bereits vollständiger Ausgleich der beschriebenen EKG-Veränderungen.

c) *Bei negativem Testergebnis* dagegen – z. B. bei organischer Myokarditis – unverändertes Fortbestehen des pathologischen EKG-Befundes.

Bedeutung: Weitgehend gesicherte Unterscheidung der besonders in den Frühstadien sonst oft schwierig gegeneinander abgrenzbaren Formen einer funktionell-sympathikotonen Herzstörung von einer organischen Myokarditis oder einer aus anderer organischer Ursache bedingten pathologischen Veränderung der Erregungsrückbildung.

19.7 Dipyridamoltest bei Stenokardie (vgl. Abb. 48)

Indikation: Stenokardische Beschwerden zur Erkennung der echten Koronarinsuffizienz als Ursache einer organisch bedingten Angina pectoris; zugleich zur Abgrenzung gegen funktionelle Pseudostenokardien in der Vorfelddiagnostik.

Prinzip: Akute Provokation von Stenokardien mittels intravenöser Gabe von Dipy-

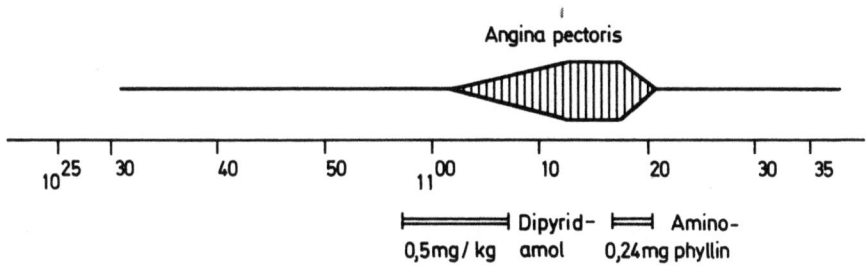

Abb. 48. Dipyridamoltest bei stenokardischer Beschwerdesymptomatik

ridamol (Persantin) in hoher Dosierung, und deren schnelle Löschung durch Aminophyllin (Euphyllin) i.v. Die i.v. Injektion von Persantin als einem stark wirkenden Koronardilatator führt bei höhergradigen Koronarstenosierungen zu einer akuten Umverteilung der Myokardperfusion. Eine plötzliche Verminderung des Koronargefäßwiderstandes kann „coronary steal"-Effekte auslösen mit der Folge einer absoluten oder relativen Minderdurchblutung umschriebener poststenotischer Perfusionsbezirke, bei gleichzeitiger erheblicher Durchblutungssteigerung in nicht stenosierten und durch die Medikation von Persantin akut maximal dilatierten Koronargefäßabschnitten. Diese myokardialen Perfusionsverteilungsstörungen rufen pektanginöse Beschwerden hervor.

Methode:
1. Zur *Vorbereitung* 12stündiges Vermeiden von Kaffee und Tee sowie von aminophyllinhaltigen Pharmaka.
2. Am liegenden Patienten langsame *i. v. Injektion* von 0,5 mg/kg Dipyridamol (Persantin: 1 Amp. zu 2 ml = 10 mg). Davon 0,25 mg/kg in 3 min, die restlichen 0,25 mg/kg in 7 min = 0,5 mg/kg in 10 min. Abbrechen der Injektion bei Klagen über pektanginöse Beschwerden und sofortige Nachinjektion von 0,24 g Aminophyllin (1 Amp. Euphyllin zu 0,24 g) i.v. in 2 min. Bei ausbleibenden paktanginösen Beschwerden Erhöhung der Gesamtdosis des Persantin auf 0,75 mg/kg und Unterlassen der Nachinjektion von Euphyllin.

Auswertung: Positives Testergebnis im Sinne des Nachweises einer organischen Koronarinsuffizienz, wenn während der Persantininjektion oder unmittelbar danach Angina-pectoris-Schmerzen auftreten und wenn diese Symptome durch anschließende Euphyllininjektion innerhalb von 1–3 min schnell und vollständig abklingen. Gleichzeitig mit dem Auftreten der Stenokardie finden sich entsprechende reversible ischämische ST-Veränderungen im Ruhe-EKG.

Negatives Testergebnis im Sinne des Ausschlusses einer Koronarinsuffizienz, wenn während und nach der Persantingabe keine pektanginösen Beschwerden auftreten. Kopfdruck und Wärmegefühl als bekannte Persantinnebenwirkungen bleiben unbewertet.

Fraglich positives Testergebnis, wenn die unter Persantinverabreichung auftretenden pektanginösen Beschwerden bereits vor der Euphyllininjektion von selbst wieder verschwinden.

Bedeutung: Einfach, schnell und sicher ohne apparative Voraussetzungen durchführbarer Test zum Nachweis einer organischen Stenokardie, insbesondere bei Unmöglichkeit einer körperlichen Belastungsprobe und mit der Gelegenheit zu einer sofortigen Löschung der provozierten pektanginösen Sensationen bei gleicher Aussagekraft der Ergebnisse gegenüber der des Belastungs-EKG (Tauchert, Hilger u. a.). Zugleich Möglichkeit einer differentialdiagnostischen Abgrenzung gegenüber der Vielzahl funktioneller Pseudostenokardien bzw. Dyskardien.

19.8 Nitrattest bei Glykosid-EKG (vgl. Abb. 49)

Indikation: Ausschluß herzglykosid- (oder hypokaliämie)bedingter EKG-Veränderungen bei fehlender Möglichkeit zu einem Wiederholungs-EKG nach vorgeschalteter Medikationspause.

Prinzip: Ischämische EKG-Veränderungen, etwa im Rahmen einer koronaren Herzkrankheit, können in ihrer Morphologie auch beim Herzgesunden täuschend nachgeahmt werden durch medikamentöse Einwirkungen. Neben Antiarrhythmika, Antidepressiva, Adrenalin und Hypokaliämie nehmen Herzglykoside und Chinidin hier eine führende Stellung ein. Diese diagnostisch irreführende Kurvenveränderung tritt selbst bei normalem Ruhe-EKG nicht selten erst im Belastungs-EKG als falsch pathologischer Befund auf. Die bei genügend hoher Dosierung zu beobachtende normalisierende Wirkung von Nitropräparaten auf das Belastungs-EKG kann nach dem Vorschlag von Klepzig als Test benutzt werden zur Entscheidung, ob der abnorme Verlauf von ST und T durch Belastungskoronarinsuffizienz oder durch andere (insbesondere medikamentöse) Einwirkungen verursacht ist.

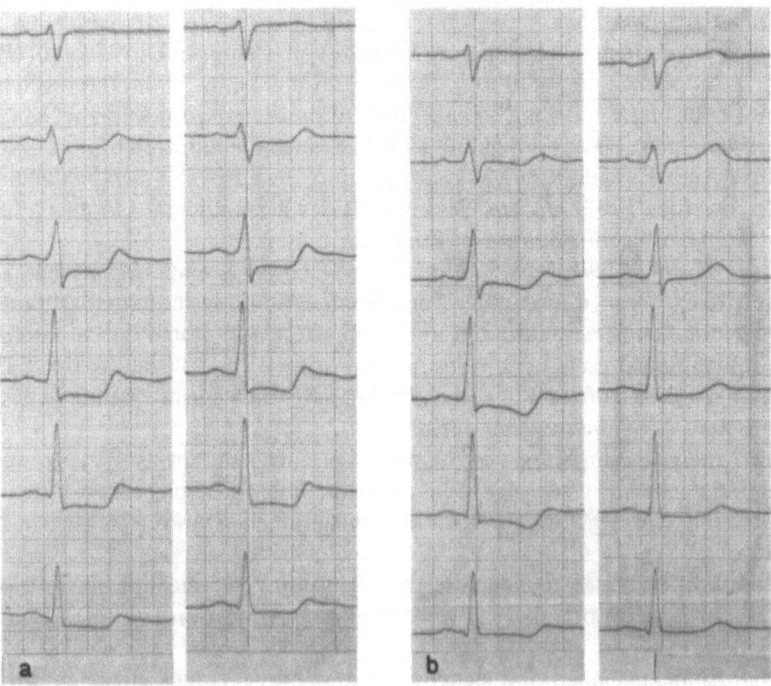

Abb. 49a, b. Nitrattest. **a** Bei Glykosidimprägnation vor und nach 20 mg Isdn. **b** Bei KHK mit Myokardischämie vor und nach 20 mg Isdn

Methode: Sublinguale Applikation von Isosorbiddinitrat (z. B. Iso-Mack, Isoket, Corovliss Rapid, Cardio 10 u. ä.) in der Dosis von 10 mg. Bei guter Verträglichkeit nach 10 min nochmalige Gabe von 10 mg. 20 min nach der ersten Gabe Durchführung des Belastungs-EKG (V_2, V_4, V_6 in Ruhe sowie sofort, 2 min und 5 min nach Belastung). Die subjektive wie objektive Wirkung des Nitropräparates setzt bei sublingualer Verabreichung nach 2 min ein und hält etwa 2 h an.

Auswertung:

a) Die durch echte *Ischämie* verursachten pathologischen EKG-Veränderungen vom Typ einer horizontalen oder deszendierenden ST-Senkung sowie einer Abflachung bzw. Negativierung der T-Zacken werden unter dem Nitrattest rückgebildet oder sogar völlig ausgelöscht. Ähnlich, wenn auch nicht in dem gleichen Ausmaß und mit der gleichen Regelmäßigkeit wirken Betablocker und Kalziumantagonisten (z. B. Adalat) auf das EKG ein.

b) Die durch *Herzglykosid*imprägnation bedingten Kurvenauffälligkeiten in Form negativer T-Zacken im Ruhe- und Belastungs-EKG sowie meist muldenförmig verlaufender ST-Strecken bei relativ kurzer QT-Zeit und gleichzeitiger PQ-Verlängerung bleiben dagegen von dem Nitrattest unbeeinflußt. Sie erhalten sich somit sowohl im Ruhe- wie im Belastungs-EKG unverändert.

Bedeutung: Weitgehend verläßliche und rasch erreichbare Unterscheidung der glykosidbewirkten von den ischämiebedingten EKG-Veränderungen.

19.9 Steh-EKG-Test bei orthostatischen Kreislaufstörungen

Indikation: Orthostatische Kreislaufstörungen mit den subjektiven Leitsymptomen Schwindel im Stehen, im Sitzen und bei raschem Wechsel der Körperlage bis zur Ohnmachtsneigung („Steh-Kollaps"), Morgenmüdigkeit, ungenügende Spannkraft, Kopfschmerz (Mattscheibe), Atembeklemmung, funktionelle Herzsensationen mit Arrhythmieneigung. Pathologischer Ruhe-EKG-Befund im Liegen vom Typ einer klinisch sonst nicht erklärbaren, sekundär-vegetativen Veränderung der Erregungsrückbildung.

Prinzip: Elektrokardiographischer Nachweis der funktionell-myokardialen Auswirkungen einer durch die Orthostase ausgelösten Hypersympathikotonie, bzw. Hypo- oder Asympathikotonie in Abhängigkeit von dem jeweiligen Typ der orthostatischen Fehlregulation.

Methode:

1. *Extremitäten-EKG im Liegen* nach 3minütiger entspannter horizontaler Körperlage.
2. Erneutes *Extremitäten-EKG im Stehen* nach 10minütiger aufrechter Körperhaltung an dem noch frei stehenden Patienten (Abb. 32).

Auswertung: Im *Normalfall* stimmt der Kurvenablauf im Stehen mit dem im Liegen registrierten EKG vollständig überein.

Bei *pathologischem Befund* einer sympathikoton-tachykarden Form einer orthostatischen Kreislaufstörung finden sich die folgenden reversibel-pathologischen Veränderungen (Abb. 32 b):

Frequenzzunahme um mehr als 15% der Ruhefrequenz im Liegen, Muskelverzitterungen (Myogramm), Rechtsrotation mit Rechtsbewegung des größten QRS-Vektors, Amplitudenzunahme von P und R in II und III sowie ST-Senkung und T-Abflachung bzw. präterminale Negativierung in denselben Ableitungen. P zugleich meist zugespitzt.

Bedeutung: Die Informationsaussage des Steh-EKG wird vielfach zu gering eingeschätzt. Ihre Zuverlässigkeit ist groß. Es deckt nicht selten auch in solchen Fällen ein Orthostasesyndrom auf, bei denen der Kreislauftest versagt. Zum anderen gibt es einen dokumentarisch meßbaren Einblick in die myokardiale Rückwirkung der katecholaminbedingten sympathikotonen Fehlregulation als Folge einer ergotropen Übersteigerung der neurovegetativen Tonuslage. Vielfach macht erst das Steh-EKG die wahre Ursache bestehender pathologischer Veränderungen des Ruhe-EKG deutlich..Schließlich ermöglicht das Steh-EKG eine Objektivierung des Therapieerfolges.

19.10 Amylnitrittest bei Herzgeräuschen

Indikation: Diagnostische Abgrenzung funktioneller bzw. akzidenteller von organischen Herzgeräuschen.

Prinzip: Nachweis einer Amplitudenzunahme des Herzgeräusches im Phonokardiogramm nach Inhalation von Amylnitrit weist auf den funktionell-akzidentellen Charakter des Geräusches hin.

Bedeutung: Zuverlässige Bedeutungsunterscheidung unklarer Geräusche besonders im Kindes- und Jugendalter. Verlaufskontrolle bei fieberhaften Erkrankungen mit Verdacht auf Endokarditis und dadurch verursachter Entwicklung eines Herzklappenfehlers.

19.11 Leberpalpationstest bei Herzinsuffizienz

Indikation: Nachweis bzw. Ausschluß einer kardiogenen Leberstauung bei palpabler Vergrößerung des Lebervolumens.

Prinzip: Im Verlauf einer vorwiegend bei Cor pulmonale primär isolierten oder nach vorangegangenem Linksherzversagen sekundär sich ausbildenden Rechtsherzinsuffizienz kommt es zu der Entwicklung einer stauungsbedingten Lebervergrößerung. Druck auf dieses volumenvermehrte Organ führt zu einer, unter dieser Manipulation sogleich einsetzenden Verstärkung in der Füllung der Halsvenen durch Vergrößerung des intravasalen Rückstaublutvolumens vor dem rechten Herzen.

Methode: Beim liegenden Patienten wird die Leber mit beiden Händen „ausgepreßt".

Auswertung: Eine während des Auspreßvorganges als *hepatojugularer Reflux* zu beobachtende Verstärkung in dem Füllungsgrad der gestauten Jugularvenen beweist die durch Rechtsherzinsuffizienz verursachte Form einer Leberschwellung. Bei Lebervolumenveränderungen anderer Ätiologie, insbesondere bei autochthoner Vergrößerung etwa im Verlauf einer Leberzirrhose, Ausbleiben dieses Refluxes.

Bedeutung: Rascher, einfacher und sicherer Nachweis einer manifesten Rechtsinsuffizienz des Herzens. Zugleich Abgrenzung der kardiogenen Leberschwellung von primär-autochthonen oder sonstigen sekundären Formen einer Lebervergrößerung.

19.12 Lagerungsprobe bei peripherer arterieller Verschlußkrankheit

Indikation: Periphere arterielle Durchblutungsstörungen der Beine und Arme.
Prinzip: Auslösung einer Belastungshypoxie in der Extremitätenmuskulatur bei ungenügender arterieller Blutzufuhr.
Methode:
1. Teil: In *Rückenlage* beide Beine möglichst senkrecht hochhalten unter Stützen der Oberschenkel mit beiden Händen. Füße 40 kreisende Bewegungen ausführen lassen innerhalb von 2 min bzw. 30 Extensionsflexionen in den Sprunggelenken.
2. Teil: *Hinsetzen* mit locker herabhängenden Beinen nach Beendigung des 1. Teils.
3. Teil: 60maliger *Faustschluß* während 2 min an den senkrecht erhobenen Armen mit anschließendem Herabhängenlassen der Arme.
Auswertung: Bei *Normalbefund* keine Veränderungen während des 1.–3. Teils.
1. Teil: Bei *pathologischem Befund* eines arteriellen Verschlusses fleckförmiges oder diffuses Ablassen der erkrankten Extremität, besonders an der Haut von Fußrücken und Fußsohle. Evtl. Auftreten von Schmerzen mit Zwang zum Abbrechen.
2. Teil: Bei *pathologischem Befund* nur langsame Rötung der abgeblaßten Zehen sowie der Fußsohle und des Fußrückens nach mehr als 20 s (20–60 s und länger). Ebenso Verlängerung der Venenauffüllzeit auf über 20 s.
Als *Normalbefund* im Verlauf von 3–5 s diffuse Rötung und nach 5–12 s zunehmende Füllung der vorher kollabierten Venen am Fußrücken mit prallem Hervortreten nach spätestens 20 s.
3. Teil: Schmerzhafte Unfähigkeit zur Vollendung des 60maligen Faustschlusses sowie Abblassen von Fingern und Handinnenfläche als pathologischer Hinweis auf eine arterielle Durchblutungsstörung im Armbereich.
Bedeutung: Mittels dieser von M. Ratschow angegebenen Lagerungsprobe einfache Möglichkeit zum Nachweis eines organischen arteriellen Strombahnhindernisses im Bereich der oberen oder unteren Extremitäten und darüber hinaus Abschätzung des kollateralen Kompensationsgrades. Nachteilig sind der zeitliche Aufwand und die Unmöglichkeit der Testdurchführung bei Gelenkerkrankungen, wie der im Alter häufigen Koxarthrose, Gonarthrose u. ä.

19.13 Zehenstandtest bei arterieller Durchblutungsstörung der Beine

Indikation: Periphere arterielle Durchblutungsstörungen der Beine mit Gehbeschwerden vom Typ einer Dysbasia intermittens („Schaufensterkrankheit").
Prinzip: Auslösung eines Hypoxieschmerzes in der Unterschenkelmuskulatur als Belastungsreaktion.

Methode: 60maliger aktiver Zehenstand auf beiden Beinen bei freistehendem oder leicht gestütztem Patienten.

Auswertung: Bei *Normalbefund* beschwerdefreie Durchführung des Tests. Eine *pathologische* Hypoxiereaktion bei manifester arterieller Durchblutungsstörung bedingt je nach ihrem Ausmaß eine Einschränkung in der Zahl der möglichen Zehenstände bei gleichzeitiger Blaßverfärbung des betroffenen Fußes.

Bedeutung: Einfache orientierende Vorfelddiagnostik bei unklaren Gehbeschwerden und deren Aufdeckung als durch eine arterielle Durchblutungsstörung bedingt. Ersatz für die zeitlich aufwendige und diagnostisch nicht immer ergiebigere Lagerungsprobe nach Ratschow.

Weitere einfache Herz-Kreislauf-Tests für den Praxisgebrauch sind bereits an anderer Stelle berücksichtigt worden. Es sind dies v.a.:

Inspirations-EKG-Test (S. 95),

Belastungs-EKG-Test (S. 90),

Steh-Auskultationstest (S. 42),

Orthostatischer Kreislauftest (S. 55).

Literaturverzeichnis

Anthony AJ, Venrath F (1962) Funktionsprüfung der Atmung, 2. Aufl. Barth, Leipzig

Böhme E (1972) Der Herz- und Gefäßschall, 4. Aufl. Barth, Leipzig

Börger H-H (1974) EKG-Information. Steinkopff, Darmstadt

Brüschke G (1977) Innere Medizin. Fischer, Jena

Dengler H-J (1974) Das Orthostasesyndrom. Schattauer, Stuttgart New York

Feigenbaum H (1978) Echokardiographie. Perimed, Erlangen

Fleischhacker H, Klausgraber F (1959) Herz- und Gefäßkrankheiten. Lehmann, München

Fowler NO (1970) Inspection and palpation of venous and arterial pulses. American Heart Association, New York

Hegglin R (1963) Differentialdiagnose innerer Krankheiten, 9. Aufl. Thieme, Stuttgart

Heinecker R (1967) EKG-Fibel, 7. Aufl. Thieme, Stuttgart

Hirsch E, Rust K (1961) Praktische Diagnostik ohne klinische Hilfsmittel. Barth, München

Holldack K, Wolf D (1956) Atlas und kurzgefaßtes Lehrbuch der Phonokardiographie. Thieme, Stuttgart

Holzmann M (1955) Klinische Elektrokardiographie. Thieme, Stuttgart

Hurst JW, Schlaut RC (1965/1967) Examination of the heart, part III: Inspection and palpation of the anterior chest. American Heart Association, New York

Jansen WH, Haas H, Schrey A (1960) Schule und Atlas der Elektrokardiographie. Lehmann, München

Juchems R (1973) Klinische Phonokardiographie. Boehringer, Mannheim

Klostermann GF, Südhof H, Tischendorf W (1964) Der diagnostische Blick. Schattauer, Stuttgart

Knipping W, Bolt W, Valentin H, Venrath H (1960) Untersuchung und Beurteilung des Herzkranken, 2. Aufl. Enke, Stuttgart

Köhler JA (1973) Kardiologisches Seminar. Witzstrock, Baden-Baden Brüssel

Krupp MA, Chalton MJ, Margen S (1972) Diagnose und Therapie in der Praxis. Springer, Berlin Heidelberg New York

Lang E (1972) Kleines EKG-Seminar. Karger, Basel

Lang H, Rick W, Röka L (1973) Optimierung der Diagnostik. Springer, Berlin Heidelberg New York

Lemmerz AH, Schmidt R, Kranemann J (1964) Die Deutung des EKG, Braun, Karlsruhe

Lemperts G (1961) Kinische Elektrokardiographie. Latvijers Valsts Jzdevnieciba, Riga

Leonard JJ, Kroetz FW (1967) Examination of the heart, part IV: Auscultation. American Heart Association, New York

Lohmann D, Schubert W, Kawalle M (1975) Symptome und Diagnostik innerer Krankheiten. Barth, Leipzig

Martini P, Welte E (1950) Die unmittelbare Kranken-Untersuchung. Bergmann, München

Michaelis R (1970) Das Herzangstsyndrom. Karger, Basel

Michel D (1981) Ultraschall-Kardiographie. Ärztl Fortbildg 31: 375

Müller F, Seifert O, Kress V (1959) Taschenbuch der medizinisch-klinischen Diagnostik, 67. Aufl. Bergmann, München

Otto W, Hambsch K, Treutler H (1975) Medizinisch-poliklinische Diagnostik, 2. Aufl. Fischer, Jena

Parsi RA, Hempel WE (1978) Kardiologie für die Praxis. Fischer, Jena

Reindell H, König K, Roskamm H (1967) Funktionsdiagnostik des gesunden und kranken Herzens. Thieme, Stuttgart

Riecker G (1975) Klinische Kardiologie. Springer, Berlin Heidelberg New York

Risak E (1942) Der klinische Blick. Springer, Wien

Rollason WN (1973) Elektrokardiographie für die Anästhesisten. Volk und Gesundheit, Berlin

Rosenbaum MB, Elizari MV, Lazzari JO (1968) Los hemibloqucos. Paidos, Buenos Aires

Rosenthal J (1980) Arterielle Hypertonie. Springer, Berlin Heidelberg New York

Roskamm H, Reindell H (1973) Das chronisch kranke Herz, Grundlagen der funktionellen Diagnostik und Therapie. Schattauer, Stuttgart New York

Sauer E, Sebening H (1980) Myokard- und Ventrikelszintigraphie. Boehringer, Mannheim

Schad N, Künzler R, Quat T (1963) Differentialdiagnose kongenitaler Herzfehler. Thieme, Stuttgart

Schmidt-Voigt J (1955) Atlas der klinischen Phonokardiographie. Urban & Schwarzenberg, München Berlin

Schmidt-Voigt J (1959) Herzrhythmus-Fibel. Lehmanns, München

Schmidt-Voigt J (1962) Das Gesicht des Herzkranken. 2. Aufl. Editio Cantor, Aulendorf

Schmidt-Voigt J (1964) Kardiologie für die Praxis, Teil I–VI. Lehmanns, München

Schmidt-Voigt J (1977) Herz-Kreislauf-Tests für die Praxis. Heggen, Leverkusen

Schmidt-Voigt J (1979) Der Koronarpatient. Pharmedia, Recklinghausen

Schmidt-Voigt J (1981 a) Diagnostische Leitbilder bei koronarer Herzkrankheit. Springer, Berlin Heidelberg New York

Schmidt-Voigt J (1981 b) Herzauskultation audiovisuell. Bergmann, München

Schmidt-Voigt J (1982) Akustische Leitsymptome bei inneren Krankheiten. Bergmann, München

Schmidt-Voigt J (1980–82) Kardiologie, Bd I–III. Deutscher Ärzteverlag, Köln

Schrey A (1978) Die koronare Herzkrankheit. Urban & Schwarzenberg, München Wien Baltimore

Schröder R, Sudhof H (1962) Praktische EKG-Auswertung. Schattauer, Stuttgart

Schulz W, Kober G (1980) Das EKG. Boehringer, Mannheim

Schumacher G, Bühlmeyer K (1978) Diagnostik angeborener Herzfehler. Straube, Erlangen

So CS (1974) Praktische Elektrokardiographie. Selecta, München

Stefan G (1976) Echokardiographie. Boehringer, Mannheim

Stefan G, Most E (1981) Echokardiographie. Thieme, Stuttgart

Steiniger U, Theile H (1974) Funktionsdiagnostik im Kindesalter. Thieme, Leipzig

Sterz H (1971) Röntgennativverfahren in der Diagnostik der Herzfehler. Thieme, Stuttgart

Tavel ME (1967) Clinical phonokardiography and external pulse recording. Chicago

Weisz E (1924) Diagnostik mit freiem Auge. Urban & Schwarzenberg, Berlin Wien

Wirtzfeld A, Baedeker WD (1974) Rhythmusstörungen des Herzens. Urban & Schwarzenberg, München Berlin Wien

Zarday J (1964) Praktische Kardiologie. Steinkopff, Dresden Leipzig

Zatouroff M (1982) Farbatlas zur Blickdiagnostik Schattauer, Stuttgart New York

Zuckermann R (1963) Herzauskultation. Thieme, Leipzig

Sachverzeichnis

J. Schmidt-Voigt

Diagnostische Leitbilder bei koronarer Herzkrankheit

1980. 66 farbige Abbildungen. X, 73 Seiten
Gebunden DM 34,–.
ISBN 3-540-10122-5

Die technisch-apparative Entwicklung in der modernen Medizin läßt die Diagnostik mit einfachen Hilfsmitteln immer mehr in den Hintergrund treten. Für die praktische Medizin kommt ihr jedoch nach wie vor eine nicht zu unterschätzende Bedeutung zu. Dies gilt auch für die physiognomische Aspektdiagnostik.

Das vorliegende Buch dokumentiert durch Gegenüberstellung von Anamnese, klinischem Befund, Elektrokardiogramm und dem als Buntabbildung reproduzierten Gesichtsfoto den diagnostischen Aussagewert der kardiologischen Aspektbeurteilung. An Beispielen der koronaren Herzkrankheit (Angina pectoris-Anfall, Herzinfarkt, differentialdiagnostisch in Betracht kommende Störungsbilder wie Pseudostenokardie u.a.) werden Möglichkeiten und Grenzen dieser visuellen Diagnostik veranschaulicht.

J. Schmidt-Voigt

Herzauskultation audiovisuell

Schallplatte und Textheft

Korrigierter Nachdruck. 1981. Langspielplatte 30 cm mit 76 akustischen Beispielen. Textheft mit 48 Seiten und 76 Abbildungen
DM 26,–
ISBN 3-8070-0121-2

J. Schmidt-Voigt

Akustische Leitsymptome bei inneren Erkrankungen

Husten – Sprechen – Atmung

Schallplatte und Textheft
2. Auflage. 1981. Schallplatte 30 cm. Textheft mit 29 Abbildungen und 40 Seiten
DM 26,–
ISBN 3-8070-0328-2

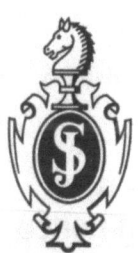

Springer-Verlag
Berlin
Heidelberg
New York

Aktuelle Themen
der Alterskardiologie

Herausgeber: E. Lang
Mit Beiträgen von zahlreichen
Fachwissenschaftlern
1982. 31 Abbildungen, 16 Tabellen.
IX, 88 Seiten
DM 25,-. ISBN 3-540-11528-5

K.-P. Bethge
Langzeit-
Elektrokardiographie

bei Gesunden und bei Patienten mit
koronarer Herzerkrankung
Mit einem Geleitwort von P. R. Lichtlen
1982. 39 Abbildungen, 15 Tabellen.
XII, 91 Seiten
DM 48,-. ISBN 3-540-11386-X

P. W. Lücker
Angewandte
klinische Pharmakologie

Phase I-Prüfungen
Mit Beiträgen von W. Rindt, M. Eldon
1982. 19 Abbildungen. X, 148 Seiten
(Heidelberger Taschenbücher, Band 214)
DM 19,80. ISBN 3-540-11353-3

H. Marx
Differentialdiagnostische
Leitprogramme in der
Inneren Medizin

Procedere
Unter Mitarbeit von zahlreichen
Fachwissenschaftlern
2., korrigierte Auflage. 1980. X, 265 Seiten
(Kliniktaschenbücher)
DM 23,-. ISBN 3-540-09794-5

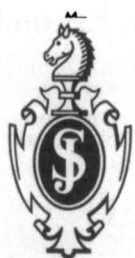

Springer-Verlag
Berlin
Heidelberg
New York

G. Riecker
Klinische Kardiologie

Krankheiten des Herzens, des Kreislaufs
und der Gefäße
Unter Mitarbeit von H. Avenhaus, H. D. Bolte,
W. Hort, B. Lüderitz, B. E. Strauer
2., neubearbeitete und ergänzte Auflage. 1982.
292 Abbildungen. XV, 760 Seiten
Gebunden DM 138,-. ISBN 3-540-10787-8

H. Roskamm, H. Reindell
Herzkrankheiten

Pathophysiologie Diagnostik Therapie
Unter Mitarbeit von zahlreichen
Fachwissenschaftlern
2., neubearbeitete und erweiterte Auflage.
1982. 1016 Abbildungen in ca. 1350 Einzel-
darstellungen, etwa 160 Tabellen.
Etwa 1580 Seiten
Gebunden DM 278,-
Vorbestellpreis gilt weiter nach Erscheinen
bis 31.12.1982
Gebunden DM 224,-. ISBN 3-540-10508-5

Therapie innerer
Krankheiten

Herausgeber: G. Riecker
In Zusammenarbeit mit E. Buchborn,
R. Gross, H. Jahrmärker, H. J. Karl,
G. A. Martini, W. Müller, H. Schwiegk,
W. Siegenthaler
Mit Beiträgen zahlreicher
Fachwissenschaftler
4., völlig neubearbeitete Auflage. 1980.
36 Abbildungen, 196 Tabellen.
XXXIV, 799 Seiten
Gebunden DM 88,-. ISBN 3-540-10046-6

G. Weiss
Laboruntersuchungen nach
Symptomen und Krankheiten

Mit differentialdiagnostischen Tabellen
Unter Mitarbeit von G. Scheurer,
N. Schneemann, J.-D. Summa, K. H. Welsch,
U. Wertz
2., korrigierte Auflage. 1979. 11 Abbildungen,
62 Tabellen. XII, 906 Seiten
Gebunden DM 75,-. ISBN 3-540-09768-6

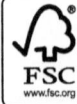